TOTAL DETOX

RUTH MOSCHNER

TOTAL DETOX

Was Sie schon immer mal loswerden wollten

DK

Inhalt

Hinweis zur Kennzeichnung im Rezeptteil:
ab Tag 1: kann mit Beginn des Detox gegessen oder getrunken werden
ab Tag 8: nach einer Woche
NSG: Nachtschattengewächs

Vorwort

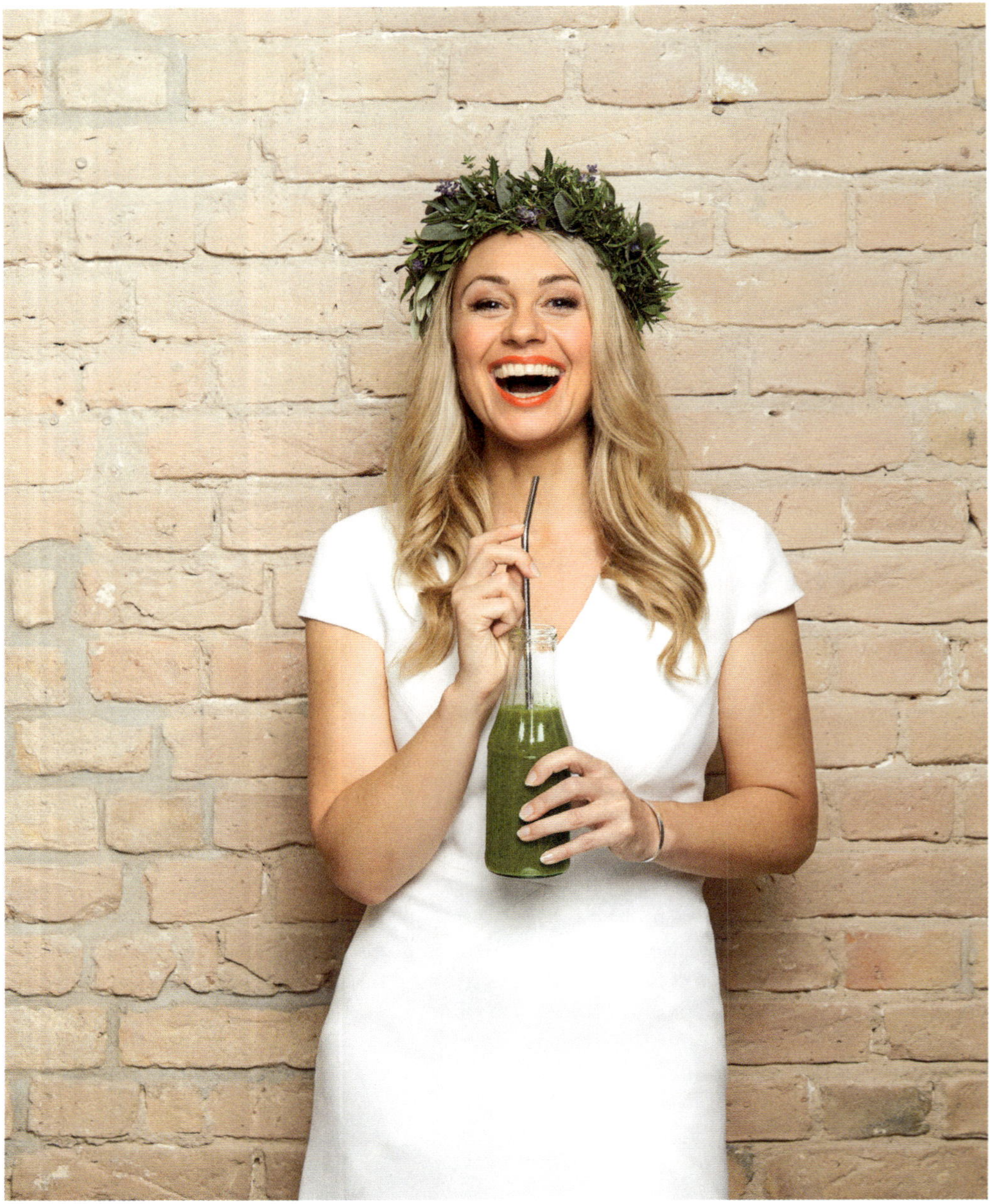

Über Gesundheit zu sprechen, ist sowas von unsexy. Also hat die Industrie ein wunderbares Wort kreiert, welches in den letzten Jahren immer häufiger auf geheimnisvollen Fläschchen, gefüllt mit noch geheimnisvolleren Säften, prangt: DETOX. To go, to do, too easy, peasy, heil, basen, phasen, dingensbummens. Aber wer genau ist denn jetzt dieser Detox, wie spricht man ihn an, und warum bezahlen so viele Menschen unendlich viel Knete fürs Nichtessen?

Mich hat das Thema schon länger gepackt und von Saft-Detox über Azidosekuren bis Heilfasten, Ayurveda und basenüberschüssige Ernährung habe ich alles getestet. Das eine mehr, das andere weniger erfolgreich. Auch ich musste erst einmal meinen ganz persönlichen Wohlfühlweg finden. Bei einem fehlenden Orientierungssinn mit ausgeprägter Rechts-Links-Schwäche gar nicht so einfach.

Fasten gibt es schon länger als die Menschheit. Denn es aktiviert die Selbstheilungskräfte des Körpers, egal ob man eine Katze, ein Hund, ein Leguan oder ein Mensch ist. Inzwischen gibt es unzählige Formen des Fastens, und für wirklich jeden ist was dabei. Weglassen statt Konsumieren in einer Gesellschaft, in der es eigentlich alles gibt außer Verzicht. Vielleicht ist das genau der Reiz, warum alle plötzlich ihr Gift loswerden wollen. Die Sehnsucht nach dem Nichts in einer Welt des Überflusses.

Wer dauerhaft etwas für sich tun möchte, sollte das Thema ganzheitlich betrachten. Klar, auch mein Ego freut sich, wenn mir nach einer vierwöchigen Phase voller ekstatischer Grünzeug-Wiederkäuerei ein straffes Wesen mit dem begehrten Glow aus dem Spiegel entgegenstrahlt. Habe ich dabei allerdings vergessen, auch meinen Geist zu entschlacken, ist schon kurze Zeit später wieder Schicht im Schacht. Ein fester Hintern macht eben noch keine Persönlichkeit.

In diesem Buch geht es nicht nur darum, das passende Fastenmodell zu finden. Alter Schwede, hab ich gerade das Wort »Fastenmodell« verwendet? Am Sprach-Marketing sollte ich definitiv noch arbeiten. Bis dahin müssen wir da jetzt mal kurz gemeinsam durch. Ich gehe voran. I make you hällsi again. Vergessen Sie nie: Man bekommt immer nur die Herausforderung im Leben gestellt, die man auch bewerkstelligen kann. Durch mein Studium zur ganzheitlichen Ernährungs- und Gesundheitsberaterin, meine Leidenschaft fürs Essen und meine leidigen Eigenerfahrungen zum Thema Persönlichkeitsoptimierung, Social-Media-Detox und, wie man mit schmalem Budget satt durch die Woche kommt, werden wir viel miteinander zu lachen haben, aber auch lernen und im Idealfall genau das loswerden, was wir nicht mehr gebrauchen können.

Erfahren Sie die Geschichte des Fastens, was Religion damit zu tun hat, und was wir daraus für unser heutiges Leben nutzen können. Detox gibt es für jeden Geldbeutel, Zeitplan und jede Lebensphase. Und Sie werden zu Beginn und am Ende dieser kleinen Reise Ihre eigene Vorstellung vom Wohlfühlen definieren. Seien Sie liebevoll zu Ihrem Körper. Es ist nämlich keine Selbstverständlichkeit, dass er Sie durchs Leben trägt. Vielleicht schaffen wir einen weiteren Schritt, damit es irgendwann mal heißt: Gesund ist das neue Schön!

Einleitung

Hallöchen allerseits! Mein Name ist Ruth Moschner, und ich bin in erster Linie Fernsehtussi. Nach der Schokodiät 2010 haben mich viele gebeten, ein weiteres Buch zum Thema Ernährung zu schreiben. Aber irgendwie fand ich, es war schon alles gesagt. Nicht von mir. Mittlerweile ist so gut wie jeder ein Experte in Sachen Ernährung. Ich esse, also weiß ich. Von wegen, keiner guckt mehr über seinen Tellerrand hinweg. Ich habe manchmal das Gefühl, dass inzwischen viele ausschließlich auf den Futternapf des Gegenübers starren, statt das eigene Süppchen auszulöffeln. Am besten, man bestellt sich zum Lieblingsgericht gleich noch den Anwalt dazu. Essen ist unsere neue Religion. Nur dass die Sünden mit einer Beichte nicht vergeben werden. Die landen jahrelang auf der Hüfte oder als Shitstorm unter deinem sorglos geposteten Instagramfeed. Sehen Sie, selbst in diesem Wort steckt das englische »Futter«.

ESSEN, WOHLFÜHLEN, GESUND SEIN

Sich zu ernähren, ist inzwischen eine Wissenschaft für sich. Da grenzt es fast schon an ein Wunder, dass es tagtäglich so viele Menschen in Europa hinkriegen, etwas zwischen die Kiemen zu bekommen. Mangelernährt in der Überflussgesellschaft. Das Angebot ist aber auch riesig! Man kann bei der Wahl seiner Nahrungsmittel inzwischen in mehr Fettnäpfchen treten als beim Betriebsausflug der Firma. Mit Fettnapf meine ich natürlich einen biologisch vollständig abbaubaren Napf aus Omega-3-Fettsäuren, laktose-, gluten- und industriezuckerfrei. Ach, laktosefrei ist nicht so Ihr Ding? Sie essen noch Fleisch. Puh. Tja. Betretenes Schweigen – #ironieaus. Vielleicht sollte Parship seinen Klienten direkt ein paar Packungen Parchips mit Dips zum perfekten Partner mitliefern. Menschen gibt es in den verschiedensten Farben und Formen und mit unterschiedlichen Vorlieben. Kein Wunder, dass jeder auch auf sein Recht auf individuellen Anspruch besteht, und das in jeder einzelnen Lebensphase.

Mir ist vollkommen bewusst, dass der Markt seit gut einem Jahr von Lebenshilfebüchern förmlich überschwemmt wird. Fast alle haben etwas gemeinsam. Sie beginnen mit dem Satz: »Ich bin zwar keine Ernährungsexpertin, aber …« Das Ganze hat natürlich viel Positives. Denn die Leute reden darüber, tauschen sich aus, und wer hilft, hat grundsätzlich schon mal recht. 2016 habe ich mir mein Hobby zertifizieren lassen und ein zweijähriges Fernstudium zur Fachberaterin für ganzheitliche Ernährung und Gesundheit abgeschlossen. Mein Jodeldiplom, wie ich es zärtlich nenne, macht mich immer noch sehr glücklich. Neben meinem Job als Moderatorin bleibt aber wenig Zeit, eine Praxis zu eröffnen. Mal abgesehen davon liebe ich meinen Hauptjob viel zu sehr, als dass ich ihn an den Nagel hängen möchte. Es schlagen eben zwei Herzen in meiner Brust. Das Thema Ernährung und das damit verbundene Wohlfühlen und Heilen ist eine große Leidenschaft von mir. Ich lese ALLES, was es zu diesem Thema gibt, verfolge jede Neuerung, beobachte, was Trend ist und was sich etabliert. Ich berate Freunde und Kollegen und habe einen Foodblog gestartet mit dem Namen »Einhornfutter«. Der hat übrigens nichts mit den lustigen Plüschtierchen zu tun. Einhörner sind für mich vorbildlich. Sie sind Individualisten, zerbrechlich, eigensinnig und herrlich frech. Ein Einhorn würde freiwillig niemals etwas tun, was schlecht für es ist. Einhörner sind Freidenker, neugierig und lebensfroh. Etwas Besonderes eben, so wie jeder einzelne von uns auch! Deswegen gibt es die gesunden Genussrezepte und den Futterclub dort auch kostenlos auf der Homepage www.einhornfutter.de.

Eine pauschale Richtlinie, was die ideale Ernährung für jedermann angeht, gibt es natürlich nicht. Wie ein Mensch lebt, ist eine sehr individuelle Entscheidung. Von der biologischen und genetischen Grundausstattung und der Prägung mal abgesehen. Jeder hat sein eigenes Päckchen, für das er die Verantwortung trägt. Deswegen funktionieren seriöse Beratungen auch selten zwischen Tür und Angel, sondern erfordern Zeit, Erfahrung und Fingerspitzengefühl. Alle Menschen, die mich bisher in Sachen Gesundheit aufgesucht haben, hatten eine Sache gemeinsam, die ihnen geholfen hat. Sie haben gelernt, wieder auf das eigene Bauchgefühl zu vertrauen. Der Weg dorthin ist immer gleich. Verändern Sie Ihr Leben, indem Sie sich von allem trennen, was Sie davon ablenkt.

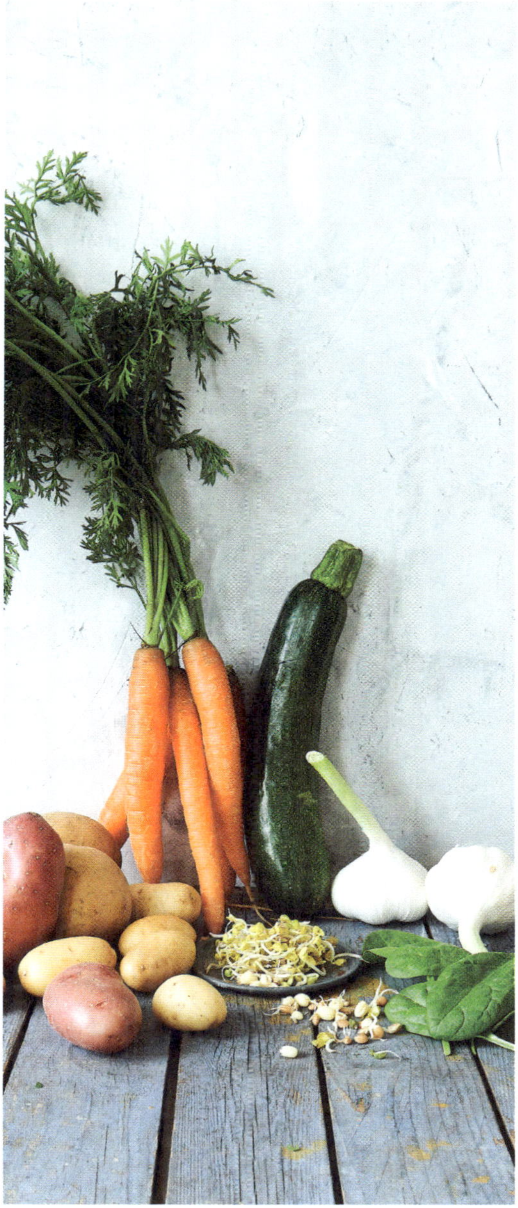

»Lassen Sie uns hier einfach mal Tacheles reden. Ohne Filter. Ehrlich. Realistisch. Echt. Dann klappt das nämlich auch mit der Figur, und den Glitzer auf der Seele bekommen Sie noch gratis obendrauf. Deal?«

DETOX FÜR GANZHEITLICHE BALANCE

Icke, aka Frollein Ruth Isabel Moschner, bin seit Jahren ein großer Fan des ganzheitlichen Fastens. Phasenweise tue ich es zweimal pro Jahr. Nicht immer gerne, vorzugsweise im Frühling, um den ausgepowerten Winterkörper wieder TÜV-tauglich zu machen, und im Herbst, bevor das große Fressen der Vorweihnachtszeit beginnt und alle völlig am Durchdrehen sind vor lauter Stress.

Meine Rezepte habe ich mir meist selbst ausgedacht. Ich war nie richtig zufrieden mit dem, was der Markt so anbietet. Mir fehlte immer das Ganzheitliche, eine echte, ernstgemeinte basenüberschüssige Linie, das Drumherum, die Ehrlichkeit, die helfende Hand bei Heißhunger und Entgiftungskrisen. Manchmal liegt ein Thema eben direkt vor einem, klimpert mit großen Kulleraugen, und man sieht es trotzdem nicht. Anfang 2018 ist dann der Groschen gefallen. Ich schreib mir das Buch jetzt selbst, so wie es mir gefällt. Und ich würde mich freuen, wenn Sie sich darüber genauso freuen.

Bevor wir loslegen, möchte ich eines klarstellen. Ich weiß, ich weiß, ich soll zum Punkt kommen. Aber Sie können sich gar nicht vorstellen, wie mein Gehirn gerade vor sich hinzwitschert. Ich komme gar nicht mehr hinterher mit der Tipperei. »Was Sie schon immer mal loswerden wollten« ist auch bei mir grade echt Programm. Aber natürlich möchte ich hier keine falschen Vorstellungen wecken. Das hier ist kein weiteres Diät-Buch, welches Ihnen erzählen will, wie Sie am besten und schnellsten ein paar Kilos loswerden. Ich habe sie fast alle gelesen und muss sagen, viele vollbringen wirklich eine Glanzleistung – was das Marketing angeht.

GESUNDHEIT BEGINNT IM INNEREN

Aber: Es gibt nicht DIE eine Pauschallösung für ein besseres Leben. Insbesondere, wenn Sie glauben, dass eine kleinere Kleidergröße Ihre restlichen 99 Probleme dahinschmelzen lässt. Ich weiß, wovon ich spreche. Ich habe mich um zwei Kleidergrößen geschrumpft und hatte plötzlich sogar ein Problem extra, weil die breite Öffentlichkeit mich behandelte, als hätte ich den Friedensnobelpreis erhalten. Hallo? Erde an Personenwaage, so haben wir aber nicht gewettet! Die mentale und physische Gesundheit sollte immer vor dem Abnehmen stehen. Den Schlüssel dazu haben Sie schon. Ich möchte Ihnen mit diesem Buch nur beim Finden helfen. Das klingt jetzt weder sexy noch besonders spannend. Vielleicht ist es jetzt auch nicht gerade das, was Sie lesen wollen. O.K., zu 98 % ist es wahrscheinlich das, was Sie nicht lesen wollen. Aber was bringt mir ein knochiger Hintern, wenn ständig der Magen knurrt, der Bauch aufgebläht und die Laune mies ist? Das Leben ist nicht wie Instagram, dieser virtuelle Ort, wo Photoshop und Katzenfilter alles wunderbar perfekt erscheinen lassen. Lassen Sie uns hier einfach mal Tacheles reden. Ohne Filter. Ehrlich. Realistisch. Echt. Dann klappt das nämlich auch mit der Figur, und den Glitzer auf der Seele bekommen Sie noch gratis obendrauf. Deal?

Dieses Buch soll helfen, die richtige Balance zu finden und dadurch seine Figur zu optimieren. Diese Art des Fastens gleicht aus, weil sie tiefer ansetzt und den Stoffwechsel auf sanfte Art wieder auf Trab bringt. Diäten machen alt und dick. Detoxen macht straff und schön. Die Haut wird glatter und strahlender, weil Einlagerungen verschwinden und unser Gewebe so wieder herrlich auftanken kann. Die Laune erhellt sich, weil ein gesunder Organismus leichter arbeitet. Die Gesundheit stabilisiert sich, und Sie sind weniger anfällig für chronische Krankheiten. Anti-Aging ohne Nebenwirkungen? Schöner, schlanker und selbstbewusster? Jetzt kommen wir ins Geschäft, oder? Wie das geht? Lesen Sie das Buch! Jetzt!

WAS IST DETOX UND WIE VIELE ARTEN GIBT ES EIGENTLICH?

Detox – some call it Fasten. Früher konnte ich mir gar nicht vorstellen, was das bringen soll. Meine erste Saftkur nach Dr. Otto Buchinger war ein Graus. Tagelang wahlweise Kartoffel-, Gemüse- oder Tomatensaft. Für meine genussverwöhnten Geschmacksnerven so spannend wie ein Abend mit Rudolf Scharping. Statt dünn und gesund hieß es für mich »Krasser Fasten bis zum Ausrasten!« Immerhin bin ich davon klüger geworden. Ich habe erkannt, dass diese Methode einfach nicht die richtige für mich ist. Ich brauche etwas zu kauen, Spaß, ein bisschen Quälerei ist O. K., sonst wäre es ja keine Challenge, und das Ergebnis muss sich natürlich auch sehen lassen können. Inzwischen kann ich tatsächlich behaupten: Detox bringts wirklich! Und ich möchte mit diesem Buch noch eine Schippe drauflegen. We make Fasten sexy again. Hier soll nicht gehungert werden. Es ist mein Fastenbuch, deshalb bestimme ich. Ich bin Gerne-Esserin und das ist auch gut so.

EINZIGARTIGKEIT (AN-)ERKENNEN

Wohl kaum einer hätte während meiner Kindheit geglaubt, dass aus dem kränkelnden, schüchternen Mädchen mal eine kurvige gestandene Ruth werden würde. Ich war von Anfang an ein ziemliches Sorgenkind, was meine Gesundheit anging. Bei meiner Geburt erlitt ich aufgrund eines Ärztefehlers Sauerstoffmangel und wäre fast direkt wieder zurück über den Jordan gehopst. Die Folge: spastische Anfälle, das heißt Verkrampfungen der Muskulatur, und die ersten beiden Lebensjahre eine Dauerkarte fürs Krankenhaus, anstatt im Babyzimmer fröhlich vor mich hinzublubbern. Ich hatte Heuschnupfen, Asthma, ständig entzündete Mandeln, Neurodermitis, Nierenprobleme, das volle Programm. Jeder hat eben sein Päckchen zu tragen, und dank dieser Herausforderungen weiß ich, wie wichtig es ist, auf seinen Körper zu achten. Jeder Tag in Gesundheit ist für mich ein Feiertag, und man sollte nie den Glauben daran verlieren, dass es möglich ist, seine Situation zu optimieren.

Mein Spitzname als Mädchen war unter anderem Flip, der Grashüpfer, weil ich sehr dünn war. »Du wirst wohl nie eine weibliche Figur mit prallem Dekolleté bekommen!« Selbst mit 13 war ich obenrum noch richtig flach. Bügelbrett. Ich bin sozusagen die Erfinderin des Luft-Push-ups. Die Bikinis habe ich immer extra groß gekauft, damit es zumindest von Weitem den Anschein einer Erhebung hatte. Im Nachhinein betrachtet ziemlich ironisch, wenn man bedenkt, dass eigentlich zuerst mein Dekolleté mediale Aufmerksamkeit erzielt hat. Während meines Ballettstipendiums wurde mir oft gesagt, ich sei zu dick, in der Schule wurde mir gesagt, ich sei zu dünn, nach der Pubertät war vielen meine Oberweite zu groß, später beim Fernsehen wurde sie mit Mogel-BHs noch mehr betont, während meine weiblichen Hüften unbedingt kaschiert werden mussten. Irgendwas ist eben immer. Ich hatte weder mit 8, noch mit 14, noch mit 21 ausreichend Selbstbewusstsein, um die ganzen Verurteilungen meiner Einzigartigkeit einfach so an mir abprallen zu lassen. Stattdessen habe ich das Wort »Problemzone« in mich aufgesaugt wie ein Schwamm und mich auf gefährliche

Experimente und Erfahrungen eingelassen, von denen ich nur jedem abraten kann.

Wir entscheiden ganz alleine, ob wir für unseren Körper Verantwortung übernehmen oder uns fremdbestimmen lassen. Klar können Sie sich supermikronährstoffreich ernähren, im Sauerstofftank schlafen, Sport treiben bis zum Umfallen, Pillen gegen Aging oder Verfettung einwerfen. Das mag vielleicht auch alles irgendwie kurzfristig helfen. Aber es hat auch seine Nebenwirkungen und ändert nichts an den Ursachen Ihrer Symptome. Mit Detoxen, dem Los- und Weglassen der vielen Auslöser, haben Sie die Möglichkeit, an den Kern der Fremdbestimmung zu gelangen und ihn zu eliminieren. Fasten bedeutet nicht nur, in einem gewissen Zeitraum auf speziellen Luxus zu verzichten, den sogenannten »Säure-Basen-Haushalt« zurück ins Gleichgewicht zu bringen, damit der Körper wieder selbst seine Arbeit der Regulation übernehmen kann. Es bedeutet auch, mental auszumisten. De-tox, das Ent-Giften betrifft nicht nur Chemikalien oder Stoffwechselprodukte, die nicht in den Körper gehören. Es steht auch für Dinge, die unser Denken und Handeln negativ beeinflussen. Inzwischen weiß man, dass chronischer Stress die Umwandlung der Aminosäure Tryptophan in Serotonin, unser Glückshormon, blockieren kann. Umso wichtiger wird es, Selbstfürsorge zu betreiben.

WEGLASSEN KANN HEILEN

Ich habe eingangs erwähnt, dass ich Neurodermitikerin bin. Die Wissenschaft behauptet, das sei eine unheilbare Autoimmunerkrankung mit Allergiesymptomen, die einer Entzündungsreaktion gleichkommen. Fakt ist, es war für mich immer

> »Detox ist der Schrei nach einer kurzen Pause.«

eine sehr große Belastung. Schließlich hat man überall auf der Haut rote Stellen, die schrecklich jucken und manchmal sogar hässliche Schuppen bilden. Beschämend und einfach zum Aus-der-Haut-fahren. Bis zu meinem 21. Lebensjahr habe ich alles schulmedizinisch Mögliche versucht, um die abnormale Reaktion meines Immunsystems in den Griff zu bekommen. Aber nichts hat geholfen. Bis mir eines Tages eine Heilpraktikerin den Tipp gab, auf Kuhmilchprodukte zu verzichten. Bereits wenige Wochen nach der Ernährungsumstellung hatte sich meine Haut beruhigt. Das Beste: Diese angeblich unheilbare Erkrankung hat sich seither nicht mehr zu Wort gemeldet. Keine Postkarte, keine E-Mail, kein Garnichts. Das eigentlich Absurde an der Geschichte: Ich war nie eine große Milchtrinkerin gewesen, ganz im Gegenteil. Als Kind wurde mir regelrecht übel, wenn ich die allseits beliebte heiße Milch mit Honig trinken sollte. Da Milch aber vor 20 Jahren noch überall als sehr gesund galt, hatte ich meinen Verstand über mein Bauchgefühl gestellt.

Heute weiß ich, dass viele vermeintlich harmlose Eiweiße im Körper eine Art Mimikry betreiben. Das bedeutet, sie wirken auf unser Immunsystem wie Feinde und werden deshalb bekämpft. Sie kennen das vielleicht aus der Natur von Schwebfliegen. Diese sind völlig harmlos, sehen aber aus wie Wespen und verschaffen sich darüber Respekt. In unserem Körper äußert sich eine solche Immunabwehr oft durch Entzündungen, die durch ständige Konfrontation mit dem vermeintlich harmlosen Eiweiß chronisch und zum großen Problem werden können. Elimination, Weglassen, ist also auch eine gute Methode, Trigger für Krankheiten zu entlarven.

MACH DOCH MAL PAUSE!

Wir Säugetiere verbinden eine lange Geschichte mit dem Thema Detox, aka Fasten. Die Muslime halten sich während des Ramadan an strikte Fastenregeln, die Christen fasten in der Passionszeit, das heißt zwischen Aschermittwoch und Ostern. Dieser Zeitspanne verdanken wir übrigens das leckere Starkbier. Denn clevere Mönche haben dieses Getränk extra erfunden, um trotz des Fastens bei Kräften zu bleiben. Anders als die Juden, die an Jom Kippur 25 Stunden nichts essen und trinken dürfen, müssen Christen während ihrer Fastenzeit nur auf feste Nahrung verzichten. Sie sollen immerhin 40 Tage durchhalten! Buddha fastete ganz ohne Zeitplan. So lange, bis er endlich die Erleuchtung erhielt.

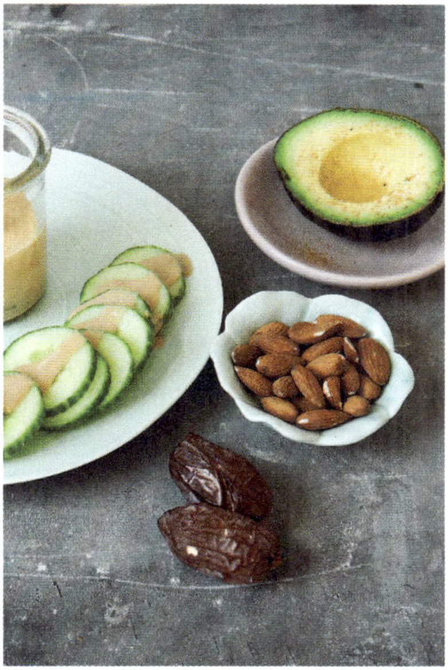

Religiöses Fasten zeigt, dass es nicht nur um Verzicht im Überfluss geht, sondern auch um geistiges Ausmisten. Die zeitbegrenzte Reduktion wirkt wie eine Gegenbewegung zu der Flut an Informationen und Entscheidungen, die wir tagtäglich zu ertragen und zu treffen haben. Dabei soll man natürlich auch noch sexbombig gut aussehen, ausgeglichen und bestens gelaunt wirken, geduldig sein und nicht vergessen, die Besorgungen fürs Abendessen zu erledigen, die Kinder von der Grundschule einzusammeln und die Hemden aus der Reinigung zu holen. Nebenberuflich und unentgeltlich. Eine Frau kann vieles, aber trotzdem nicht alles auf einmal. Männer übrigens erst recht nicht. Wenigstens hier sind wir mittlerweile offiziell gleichberechtigt. Detox ist der neueste verzweifelte Schrei nach einer kurzen Pause!

Apropos Pause: Was tun Sie gerade in diesem Moment? »Ganz clever!«, werden Sie jetzt denken. »Ich lese natürlich, Sie Leuchte!« Egal, ob Sie jetzt gerade in der U-Bahn sitzen, Mittagspause machen, zu Hause am Küchentisch sitzen oder draußen in der Natur. Richten Sie sich auf und seien Sie ehrlich. Hören Sie gerade Straßenlärm? Musik? Wie oft kamen Ihre Kinder ins Zimmer? Hat das Telefon geklingelt, das Handy mit einem »Pling« oder »Ploink« eine WhatsApp-Nachricht angekündigt? Wie oft haben Sie in Ihre Instagram-App geschaut, sind zum Kühlschrank geschlurft, um nach dem Käse zu sehen, haben ein Problem gewälzt, sich den schmerzenden Rücken gerieben, über Ihren Partner nachgedacht, Online-Shopping betrieben, die E-Mails gecheckt?

In unserer heutigen Zeit werden wir nur so überschüttet mit Informationen, Geräuschen, Attacken, Verführungen, negativen und positiven Einflüssen. Wir tun so gut wie niemals nichts. Das ist bis zu einem gewissen Grad O.K. Unser Gehirn ist nicht so doof, wie wir denken. Es filtert. Doch irgendwann einmal ist dann der Speicher eben doch voll. Insbesondere, wenn wir unserem Körper und dem Geist keine Ruhepause gönnen. Bis es soweit kommt, dauert es aber ziemlich lange. Denn unser Körper ist faszinierend achtsam und fleißig. Stets ist er darauf bedacht, dass alle Gewerke miteinander harmonieren. Rund um die Uhr, ohne Wochenende oder Urlaub. Was soll ich sagen, GERADE am Wochenende und im Urlaub. Stichwort #flatratetrinken #einergehtnoch #pizzaistmeingemüseundsolangedasbüfettnichtleergefuttertistgeheichnichtheim.

DEIN KÖRPER, DEIN PARTNER

Ein Aussetzer oder Streik unseres hauseigenen Körpersystems wäre fatal. Wenn unsere Systeme komplett herunterfahren, wir das Atmen einstellen, das Gehirn nicht mehr versorgt wird, und das Herz aufhört zu schlagen, dann ist Ende im Gelände. Sightseeingtour im Radieschen-von-unten-Land in Dauerschleife.

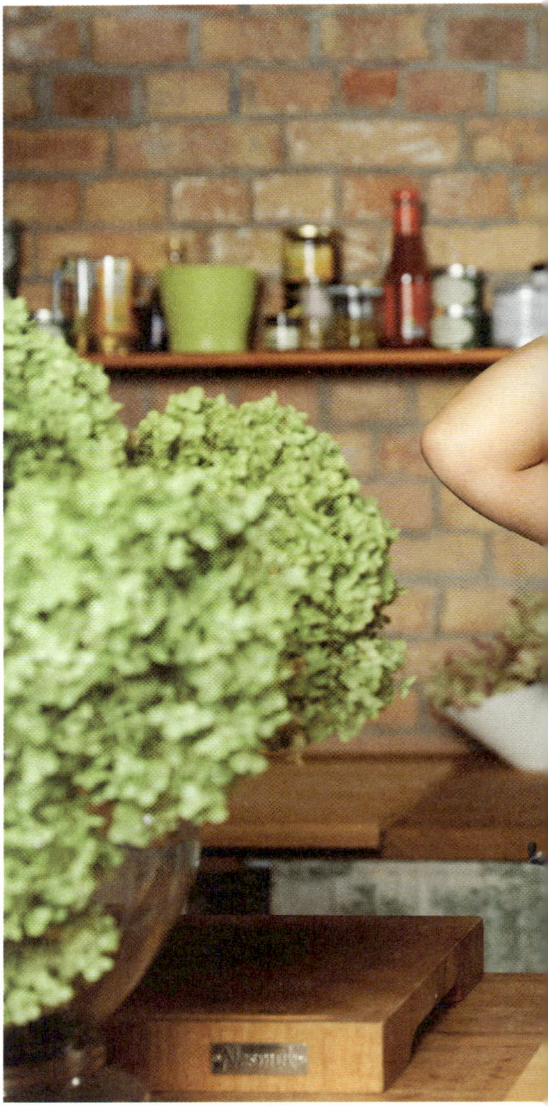

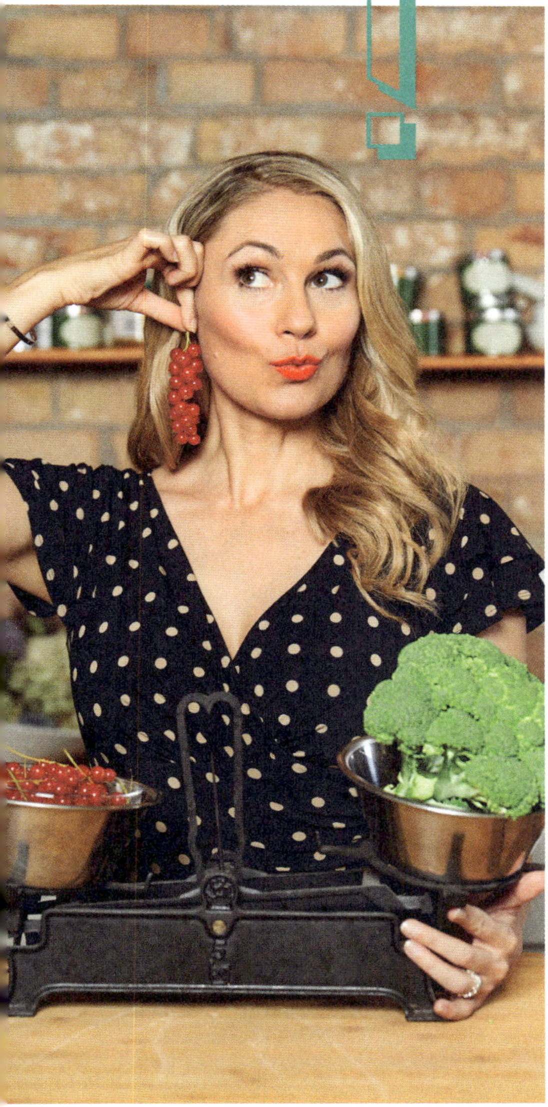

Im Idealfall gleicht aber der kleine Kerl namens Körper kleine und große Sünden so gut wie möglich aus. Ehrlich, alleine dafür müssen wir ihn doch einfach lieben!

Bitte entschuldigen Sie übrigens, dass ich unseren Körper der Einfachheit halber mit »er« bezeichne. Ich möchte hier wirklich keinen Körper diskriminieren. Doch irgendwann ist die Kapazität des ewigen Ausgleichens trotzdem erschöpft, egal ob »er«, »sie« oder »es«. Wenn Ihr innerer Terrorist die dauerhafte Kontrolle über Ihr Leben übernommen hat, verlieren Sie an Lebensqualität. Müdigkeit, Konzentrationsprobleme, Verdauungsstörungen, gemeines PMS, chronische Schmerzen, fehlende Kondition im Alltag, beim Sport, beim Sex, träge Libido, Sie wissen schon, Knick-Knack und so, Unfruchtbarkeit, Gefühle der Wertlosigkeit, Depressionen, Haarausfall, Kopfschmerzen, Migräne, Autoimmunerkrankungen, Herz-Kreislauf-Probleme können genau hier ihren Ursprung haben. Unser Bindegewebe und die Leber sind nur bedingt belastbar, die Ausleitungsorgane wie Lunge, Nieren und Darm ebenfalls, und zu guter Letzt muss auch unsere Haut herhalten. Pickel, Augenringe in Erdtönen, fahle Hautfarbe, schlaffe, teigige Konsistenz können ein deutliches Zeichen von Überlastung sein, während Nieren und vor allem die Leber jahrelang stumm vor sich hin leiden.

Wenn Sie Mutter sind und Ihr Kind weint, nehmen Sie es in den Arm. Wenn Sie von einem Freund um Hilfe gebeten werden, sind Sie selbstverständlich auch zur Stelle. Wir spüren bei Menschen, die uns nahe stehen, oft auch ohne Worte, wenn es ihnen gerade nicht gut geht, und unterstützen sie nach Kräften. Doch wie sieht es mit den eigenen schwachen Momenten aus? Im Normalfall nimmt man eine Tablette dagegen, und schon sind die Symptome dafür, dass etwas in unserem System aus dem Gleichgewicht geraten ist, nicht mehr spürbar. Schließlich ist das Thema Gesundheit so sexy wie ein stark behaarter Männerrücken. Kompliziert, aufwendig und vor allem so schwer greifbar. Die meisten bemerken ihre Gesundheit erst, wenn sie nicht mehr da ist.

Wir können unserem Körper zwar einiges zumuten, aber irgendwann hat auch er die Schnauze voll von unserem Benehmen. Liebe deinen Körper und behandle ihn wie deinen besten Freund, sagt man, und ich finde, der Satz führt einem sehr deutlich vor Augen, was für ein mieser Partner wir manchmal sind. Auch ich bin phasenweise eine wahre Zumutung und muss mich immer wieder daran erinnern, dass mein Körper und ich eine Beziehung auf mehr oder weniger freiwilliger Basis führen. Wenn man Glück hat, gibt es nach Fehlverhalten eine Vorwarnung, wenn nicht, knallt man mit ordentlich Karacho durch die Decke.

ZU VIEL MÜLL, ZU VIEL SÄURE

Übernehmen Sie Eigenverantwortung! Ihr Körper ist ein hochkomplexes Wesen. So wie er gerade ist, spiegelt er Ihr bisheriges Leben wider. Mein Haus, mein Auto, mein Ehemann? Nein. Ihre Gene, Ihre Erziehung und Ihr aktueller Lifestyle. Auch eine Beziehung kann die gesundheitliche Situation beeinflussen. Positiv und negativ. Am besten fangen Sie mit der zu sich selbst an. Emotionen, Erlebnisse, Essen, alles muss irgendwie verarbeitet werden, durchläuft verschiedenste Stationen, verändert sich, wird eingebaut, abgebaut, verdaut, durchdacht und führt früher oder später zu einem Restprodukt. Tierisches Eiweiß erhöht die Harn- und Schwefelsäure im Körper, Zucker und Weißmehlprodukte werden in Essigsäure umgewandelt, Kohlensäure kann durch zu flaches Atmen nicht richtig abgebaut werden, aber auch Stress und Ängste sorgen für jede Menge schädliche Salzsäure.

Diese unterschiedlichen Säuren würden im Körper großen Schaden anrichten und müssen mithilfe von Mineralstoffen in weniger schädliche Salze umgewandelt werden, um dann über den Schweiß, den Urin oder den Stuhl ausgeschieden zu werden. Diesen Vorgang nennt man einen gut funktionierenden Säure-Basen-Haushalt, und der ist Teil der körperlichen Selbstregulationsfähigkeit. Kommen zu viele Säuren und Salze zusammen und mangelt es gleichzeitig an Mineralstoffen, werden sie mit Wasser oder Fett isoliert und an besonders gut durchbluteten Stellen eingelagert. Die Kopfhaut ist eine beliebte Stelle – hallo Haarausfall – genauso die Gelenke – herzlich willkommen Gicht und Arthritis – und natürlich – Orangenhaut ahoi – das Bindegewebe. Bis zu 18 Kilogramm Säuren können eingelagert werden! In der ganzheitlichen Naturheilkunde spricht man von einer »Übersäuerung« des Systems, welches mit einer Kur, dem Basenfasten, reguliert werden kann, bevor sich noch mehr festsetzt. Das bedeutet, wir machen Frühjahrsputz im Körper. Natürlich sollte man nicht einfach draufloshungern, nur noch grüne Säfte oder

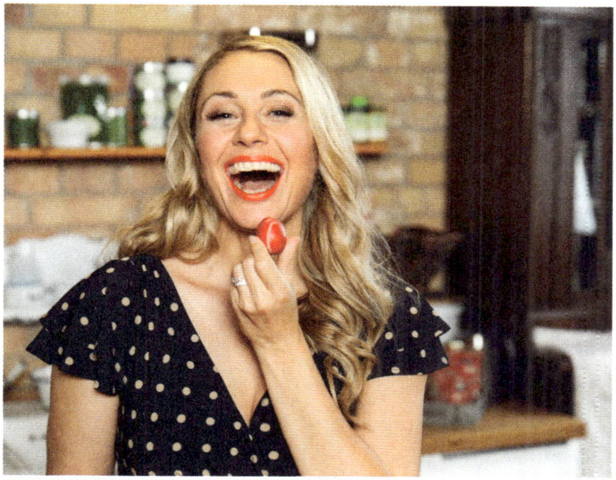

»Dein Körper ist dein bester Freund!«

Smoothies trinken und sich dann wundern, dass es einem schlechter geht als vorher, von Heißhungerattacken und Gewichts-Jojo mal abgesehen.

Ich mutmaße mal, dass sich die meisten von Ihnen dieses Buch gekauft haben, weil sie schlanker werden wollen, nicht unbedingt klüger. Wahrscheinlich wäre unser Leben viel zu einfach, wenn wir alle gleich aussähen. Die ewigen Vergleiche dicker Hintern, Eifersucht auf Menschen, die angeblich alles essen können, ohne zuzunehmen, Neid auf feste Haare und glatte Haut fielen weg. Hilfe, wir hätten viel zu viel Zeit für sinnvolle Dinge! Das ginge nun wirklich nicht! Aber wie ich uns Menschen kenne, würde uns direkt was anderes einfallen, wofür es sich lohnt, tief in die Lästerkiste zu greifen. Vielleicht sind wir am Ende einfach alle zu stulle und einfallslos, um uns die Zeit zu nehmen, andere Leute wirklich kennenzulernen. Schauen Sie sich stattdessen Ihre Freunde an. Mögen Sie die wirklich nur, weil sie den ultimativen Super-Po zum Nüsseknacken haben, oder lieben Sie sie, weil Sie mit ihnen auch morgens um vier so laut lachen können, dass Ihnen die Cola light wieder zur Nase raussprudelt? Eben!

Wie wir Menschen benötigen auch unsere Organe und Systeme im Körper unterschiedliche Bedingungen, um gut arbeiten zu können. Unser Mund bzw. der Speichel sollte leicht basisch sein. Das macht es Kariesbakterien schwer, sich anzusiedeln. Der Magen hingegen braucht Säure, damit die zerkaute Nahrung in noch kleinere Bestandteile zerlegt wird und schädliche Bakterien abgetötet werden.

Unser Körper hat allerhand zu tun, damit wirklich alles rundläuft. Diese Puffersysteme sind sensationell und überlebenswichtig. Sie befinden sich im Blut, in der Niere, Leber, Muskulatur, in den Knochen und in der Lunge. Daher ist richtiges Atmen auch von unschätzbar hohem Wert. Das lymphatische System sorgt zusätzlich für den Transport von Nähr- und Abfallstoffen. Ziemlich viel los dafür, dass unser Körper nie Urlaub machen kann. Bei so viel Ausgleichsarbeit fallen natürlich viele Reinigungsprozesse unter den Tisch. Wir Frauen haben da einen kleinen Vorteil, denn wir entgiften regelmäßig durch unsere Monatsblutung. Angeblich tun das auch manche Männer. Nur dass die dann aus dem Gehirn bluten, so wie Donald Trump. Spaß beiseite. Krämpfe, miese Laune, Migräneanfälle, extreme Wassereinlagerungen rund um »die Tage« sind nicht unbedingt eine gemeine ererbte Veranlagung. Kündigt sich Ihre Monatsblutung mit unangenehmem PMS an, könnte auch das ein Zeichen für chronische Übersäuerung sein.

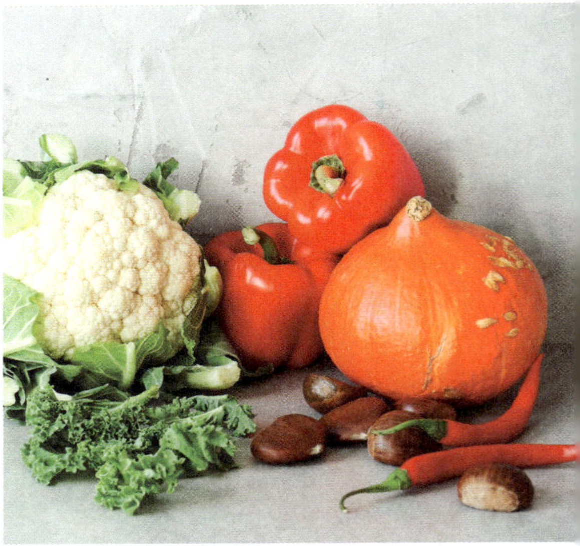

ZIEHEN SIE BILANZ

- Wie viel wiegen Sie momentan bei welcher Körpergröße?
- Wie oft treiben Sie Sport?
- Wie viele Kalorien nehmen Sie täglich zu sich?
- Leiden Sie unter Kopfschmerzen?
- Leiden Sie unter Regelschmerzen/PMS?
- Sind Sie ständig gereizt und fahren bei jeder Kleinigkeit aus der Haut?
- Sind Sie anderen gegenüber oft intolerant und ungeduldig?
- Haben Sie Verdauungsprobleme wie Blähungen, Verstopfung oder Durchfall?
- Sind Sie müde und motivationslos?
- Wie sieht Ihre Haut aus? Pickelig? Grau, schlaff, aufgedunsen?
- Haben Sie Wassereinlagerungen oder hartnäckige Fettpölsterchen und Orangenhaut?
- Sind Sie beim kleinsten Luftzug direkt erkältet?
- Ihre Schlafqualität lässt zu wünschen übrig?
- Keine Lust auf gar nichts außer Süßigkeiten und Fastfood?
- Leidenschaftlicher Sex, was ist das?
- Wie glücklich sind Sie?
- Wie sehr fühlen Sie sich geliebt?
- Wie sehr lieben Sie sich selbst?
- Was finden Sie an sich besonders schön?
- Wie geht es Ihnen überhaupt momentan?

Wahrscheinlich mussten Sie von Frage zu Frage länger überlegen. Vielleicht sind Sie sich auch die ein oder andere Antwort schuldig geblieben. Macht nichts. Hier ging es alleine darum, Sie auf Ihren Ist-Zustand aufmerksam zu machen. Sie lesen das Buch schließlich, weil Sie sich nicht wohlfühlen und etwas verändern wollen.

Es gibt zwei Möglichkeiten, Ihren aktuellen Zustand zu überprüfen. Entweder Sie hören auf Ihr Bauchgefühl oder Sie gehen in die Apotheke und besorgen sich für ein paar Euro pH-Indikatorstreifen. Mit Hilfe dieser Streifen kann man nämlich den pH-Wert des Urins und des Speichels messen und feststellen, wie gut oder träge die Säure-Basen-Arbeit des Körpers gerade abläuft.

TESTEN SIE SICH SELBST

Wer eine schnelle Antwort haben möchte, entscheidet sich für den Zitronentest über den Speichel. Dafür sollte man zwei Stunden lang nichts gegessen haben und benötigt insgesamt sieben Indikatorstreifen, eine halbe Zitrone, 50 ml Wasser, ein Blatt Papier mit Stift für Notizen und eine Stoppuhr. Jetzt sammeln Sie ordentlich Speichel im Mund. Am besten geht das, wenn man sich vorstellt, etwas Saures zu essen oder ein Bonbon zu lutschen. Das machen Sie zweimal hintereinander, das heißt, Speichel sammeln, wie gewöhnlich runterschlucken. Beim dritten Mal Spucke in einem Becher sammeln. Benetzen Sie den ersten Indikatorstreifen damit, warten zehn Sekunden, vergleichen die Farbgebung dann mit der den Streifen beiliegenden Farbskala und notieren den Wert. Ein pH-Wert von 7 ist neutral, alles darunter sauer, alles darüber basisch. pH-Werte über 6,5 sind erst mal prima.

Jetzt wollen wir aber natürlich auch wissen, wie gut Ihr Organismus auf Milieu-Veränderungen reagieren kann. Pressen Sie dafür nun die halbe Zitrone aus, mischen diese mit dem Wasser und trinken das Ganze umgehend, indem Sie den Mund schön damit »ausspülen« und dann alles runterschlucken. Jetzt kommt die Stoppuhr zum Einsatz. Denn nach jeweils 1 Minute messen Sie erneut Ihren Speichel mit einem neuen Indikatorstreifen und notieren sich den Wert. Je besser Ihre Säurepuffer funktionieren, desto basischer wird Ihr Speichel nach 6 Minuten sein. Ideal ist alles, was einen pH-Wert von über 7,4 erreicht. Alles, was darunter ist, könnte ein Zeichen dafür sein, dass Sie über zu wenig basische Reserven verfügen und auftanken sollten.

Meiner Ansicht nach ist dieser Test trotzdem erst dann repräsentativ, wenn man ihn an drei unterschiedlichen Tagen der Woche durchführt, da Nahrungsmittel, akuter Stress und Sport den pH-Wert beeinflussen.

Der Test des pH-Werts im Urin sollte über mehrere Tage am Stück von morgens bis abends durchgeführt werden. Hier können Sie sehen, ob und wie Ihr Milieu im Laufe eines Tages zwischen sauer und basisch wechselt. Der Mittelstrahl des Morgenurins darf ruhig richtig sauer sein, schließlich scheidet der Körper über Nacht ordentlich »Abfälle« aus. Sinn und Zweck wären also erfüllt. Mittelstrahl bedeutet nicht, dass Sie dreistrahlig pinkeln müssen, sondern heißt, einmal kurz Wasser lassen und erst das, was danach kommt, messen. Den Indikatorstreifen liegt immer auch eine Tabelle bei, die Ihnen hilft, Ihre Werte richtig einzuschätzen. Alternativ finden Sie Vergleichswerte im Internet, wenn Sie »Urin pH-Wert« eingeben. Grundsätzlich sollte der Urin im Laufe eines Tages immer basischer werden, also der pH-Wert ansteigen. VOR einer Mahlzeit ist der Urin prinzipiell eher sauer, weil die Magensäure, ein Bestandteil des Magensafts, zur Zerkleinerung der Speisen und Vernichtung von Bakterien erhöht ist. 1 bis 2 Stunden NACH einer Mahlzeit ist der Urin eher basisch, weil dann das Natriumhydrogencarbonat, ein weiterer Bestandteil des Magensafts, aktiv ist, um die Säure wieder auszugleichen.

Wenn Sie jahrelang Schindluder getrieben haben, dann bedeutet Entgiften viel Arbeit für Ihren Körper. Aber da muss er durch, und Sie werden in diesem Buch einiges an Hilfsmitteln und Notfallplänen finden, die Ihnen beim Aufräumen helfen. Sind Sie krank, sehr geschwächt, und in keiner guten körperlichen Verfassung, sprechen Sie auf jeden Fall mit Ihrem behandelnden Arzt, bevor Sie loslegen.

Während einer Fastenkur werden sich durch das Weglassen diverser Nahrungsmittel und die Umstellung auf basenreiche Kost viele Einlagerungen lösen. Ich mag das Wort »Schlacken« nicht, das klingt irgendwie fies und komplex, zumal das Ganze nicht nur ungewünschte Salze beinhaltet, sondern auch Wasser, Gifte, Fettpölsterchen, die zum Schutz um Einlagerungen gebildet wurden, und sogar Gedanken. Sie ernähren sich während einer solchen Kur sehr einfach und schlicht, vielleicht sogar etwas ungewohnt. Diese Kost funktioniert so, als würden Sie Ihren Vorratsschrank ausmisten und mit neuen frischen Sachen auffüllen. Betrachten Sie es als Abenteuer, andere Geschmäcker kennenzulernen und neue Vorlieben zu entwickeln. Eine Liste der basenreichen Lebensmittel, die Ihnen während Ihrer Kur guttun, da sie Sie mit reichlich Mineralstoffen und Vitaminen versorgen, ohne den Körper zu belasten, finden Sie ebenfalls in diesem Buch (s. S. 160 ff). Zusätzlich dazu sind neutrale Lebensmittel wie hochwertige Öle und Saaten aufgeführt. Diese enthalten zwar auch Säuren, müssen aber anders als z. B. Fleisch nicht erst vom Körper neutralisiert werden.

Wählen Sie die Rezepte (ab S. 98) aus, die Sie am meisten ansprechen, und essen Sie nichts, was Sie gar nicht mögen. Frühstück und Mittagessen können gerne Rohkost enthalten, abends empfehle ich eine Suppe. Wer die Entgiftungsprozesse ankurbeln möchte, ergänzt mit einem Drink aus Gerstengraspulver. Das Tempo bestimmen Sie. Und freuen Sie sich, wenn Sie feststellen, dass im Laufe Ihrer Fastenerfahrung die Geschäfte plötzlich wieder besser laufen.

ZUSAMMENFASSUNG

- Durch unsere Ernährung und Stress entstehen Säuren.
- Unser Körper kann vieles ausgleichen, muss aber auch Säuren einlagern.
- Eine »Übersäuerung« kann im schlimmsten Fall zu chronischen Krankheiten führen.
- Bei einem Detox werden Säuren gelöst, ausgeleitet und Mineralstoffdefizite wieder aufgefüllt.
- Ein stabiler Geist sowie ein gesundes Immunsystem verhindern die Fremdbestimmung.

»Betrachten Sie es als Abenteuer, andere Geschmäcker kennenzulernen und neue Vorlieben zu entwickeln.«

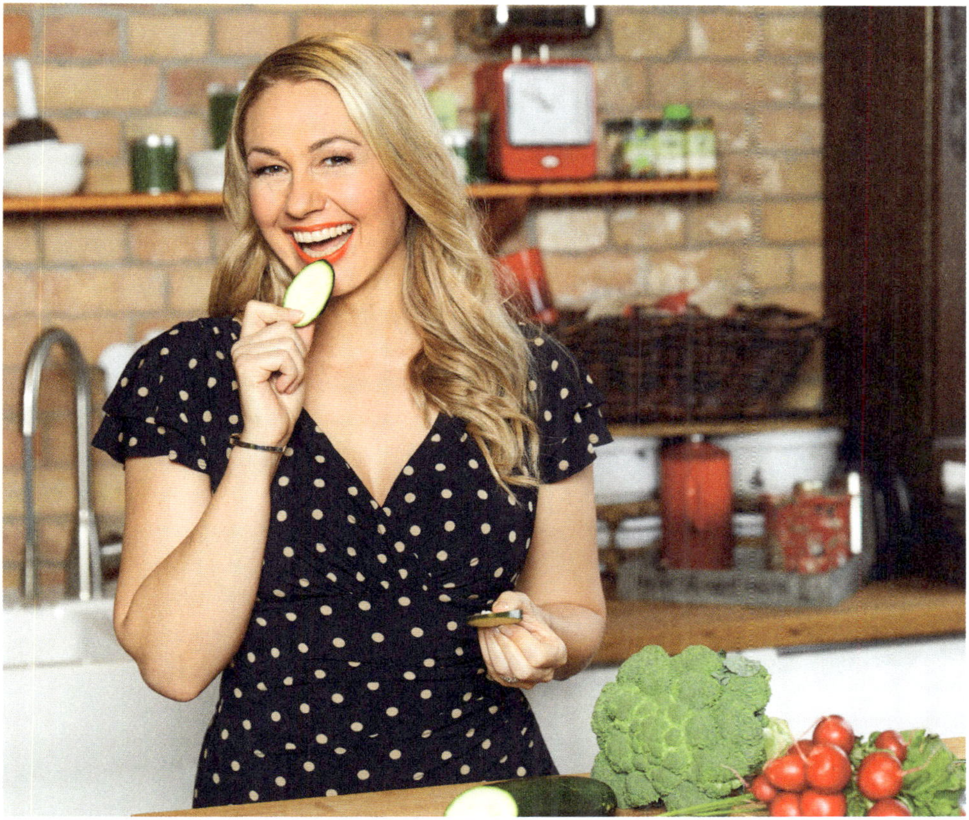

WELCHE DETOX-METHODE IST DIE RICHTIGE FÜR MICH?

Die Suche nach der »richtigen« Ernährung ist fast genauso kompliziert wie die Partnersuche. Ich weiß, wovon ich spreche. Ich hatte meine erste richtige Beziehung zu einem Mann mit 28! Wobei ich zugeben muss, dass die Castings bis hin zu meinem persönlichen Superstar auch sehr viel Spaß gemacht haben. Ich war gerne Singelin und habe es geliebt, mich zu verabreden. Man muss eben viele Frösche küssen, bis man den Prinzen erwischt, oder selbst erst einmal seine persönliche Metamorphose auf den aktuellen Stand bringen. Bei der Nahrungsaufnahme sollte man sich im Gegensatz zum Eheleben nicht auf Monogamie einlassen: Stressige Zeiten erfordern eine andere Ernährung als die während einer Schwangerschaft, vor Wettkämpfen, Fotoshootings oder auch im Frühjahr, Sommer, Herbst oder Winter. Neugierde und Aufgeschlossenheit sind das beste Rezept. Nehmen Sie Ihre eigenen Wünsche ernst und zögern Sie nicht, Gewohnheiten über Bord zu werfen, wenn die Zeit reif dafür ist. Eine Pauschale haue ich dennoch mal raus, die beim Essen wie beim Tanken gilt: Je besser der Sprit, desto geschmeidiger die Fahrt.

Unser Sprit besteht aus drei Makronährstoffen: Kohlenhydrate, Eiweiße und Fette. Mal heißt es Low Carb sei die Erleuchtung, weil Kohlenhydrate unglaublich schnell fett machen und Eiweiß viiiiel sinnvoller sei. Dann versuchen es wieder unzählige Anhänger mit Low Fat, weil Fett die Arterien verstopfen würde und High Carb Krankheiten heilt, im Gegensatz zu tierischen Eiweißen, die seien schlecht. Pflanzliche hingegen könne der Körper nicht gut verwerten. Und Nudeln machten doch sowieso am glücklichsten von allem. Äh, ja. Watt? Willst? Du? Denn? Richtig. Eine sinnvolle Antwort.

MAKRONÄHRSTOFFE: EINER IST BÖSE?

Ganz vorne im Nahrungsmittel-Mobbing stehen die **Kohlenhydrate**. Was die Diäten angeht, stehen sie wohl ähnlich hoch im Kurs wie Alexander Gauland beim Kindergeburtstag. Dabei sind Kohlenhydrate wirklich wesentlich umgänglicher. Sie werden von unserem Körper am schnellsten verdaut und liefern uns unkompliziert Glukose, den Treibstoff für unsere Zellen. Ohne Glukose keine Energie. Doch während Weißmehlprodukte wie Toastbrot, Nudeln und Süßkram nur für einen schnellen Anstieg unseres Blutzuckerspiegels sorgen, liefern Gemüse, Obst, Hülsenfrüchte und Vollkornprodukte zusätzlich zur Glukose unter anderem wertvolle Ballaststoffe sowie Mineralstoffe und Vitamine. Unser Blutzuckerspiegel steigt moderat an und verteilt den Energienachschub über einen längeren Zeitraum, sodass wir nicht so schnell wieder hungrig sind.

Eiweiß wird zwar nicht von allen gehasst, aber es polarisiert sehr stark. Unser Körper braucht aber neben Zucker auch Eiweiß: als Katalysator, als Zell- und Gewebebaustein, als Transportmittel für Mikronährstoffe und Hormone, die selbst wiederum auch aus Eiweiß bestehen. Eiweiß bedeutet Leben. Eiweißmangel kann zu Muskelschwäche, Müdigkeit, Wassereinlagerungen oder Heißhunger auf Süßes führen. In Industrieländern wie Deutschland herrscht allerdings oft ein Eiweißüberschuss. Tierisches Eiweiß verursacht unangenehme Stoffwechselabfälle und sorgt in der ganzheitlichen Betrachtungsweise für eine Übersäuerung, wenn man es damit übertreibt. Pflanzliches Eiweiß ist leichter verdaulich, muss aber sinnvoll kombiniert werden, da nicht jede Pflanze über ein vollständiges Aminosäurenprofil verfügt. Da Aminosäuren, die kleinsten Bausteine des Eiweißes, nur kurz im Körper gespeichert werden können, sollten daher im Laufe eines Tages alle wichtigen Aminosäuren in der Nahrung vorkommen.

Fett ist die Seifenoper unter den Makronährstoffen und hat schon gute, aber auch schlechte Zeiten erlebt. Zwischen komplett ohne bis hin zu mehreren Löffeln Weidebutter im Kaffee à la Bulletproof findet man inzwischen alles in den Regalen der Ernährungsbibliotheken. Wir unterscheiden zwischen Transfetten, gesättigten und ungesättigten Fettsäuren. Strukturschädigend sind die Transfette, deren Molekülzusammensetzung der körpereigenen gleicht, deren Aufbau aber z. B. durch hohe Temperatur verändert wurde. Der Körper baut sie dennoch ein, und das führt zu Zellschäden. Auch die mehrfach ungesättigten Omega-6-Fettsäuren wurden verteufelt, dabei hat beispielsweise die Gamma-Linolsäure großartige entzündungshemmende Eigenschaften. Fett liefert doppelt so viel Energie wie Kohlenhydrate. Es dient aber nicht nur als Energiespeicher, sondern es isoliert, schützt, repariert, macht Vitamine nutzbar und ist in vielen Körpersubstanzen, wie z. B. Hormonen und der Zellmembran, also der Haut unserer Zellen, enthalten.

ALLE MAKROS SIND WICHTIG

Fazit: Wir brauchen alle drei Makronährstoffe. Entscheidend ist, woher wir sie beziehen. Durch in Schweineschmalz frittierte Weißmehlprodukte oder Whey Shakes erhöhen wir unser Risiko, krank zu werden. Sowas geht mal, sollte aber die Ausnahme sein. Unser Verdauungsystem mag es außerdem einfach. Die Makros haben alle eine unterschiedliche Verweildauer im Verdauungstrakt. Kohlenhydrate benötigen die kürzeste Verdauungszeit, Eiweiß steht an zweiter Stelle und Fett verweilt am längsten. Kombiniert man die unterschiedlichen Makros, isst z. B. ein paniertes in Fett ausgebratenes Schnitzel mit Sauce und Kartoffelsalat, und danach vielleicht sogar noch 'nen Schokopudding mit Sahne, verlängert sich die Verdauungszeit um ein Vielfaches.

DETOX JETZT!!! – WANN? UND WIE?

Damit Ausnahme und Alltagsmümmelei ins richtige Verhältnis gerückt werden, war für mich das Entgiften DER Schlüssel. Mein erstes positives Mal nannte sich »Azidosekur« und bestand hauptsächlich aus Kartoffeln und Gemüse. Sexy ist anders, I know. Viel wichtiger zu wissen ist aber, dass Entgiftung für den Körper und den Geist harte Arbeit bedeutet. Die Quickies, Shorties und die abgespeckte Version des Intervallfastens können Sie getrost starten, wann immer Sie möchten. Allen, die wirklich umdenken wollen und sich auf vier Wochen einlassen, empfehle ich, frühestens im März zu starten. Es sollte draußen schon etwas wärmer sein, dann ist der Körper nicht mehr ganz so ausgelaugt von der kargen Winterzeit. Stellen Sie sich vor, Sie haben Ihr Auto während des Frosts eine geraume Zeit nicht bewegt und versuchen dann, den Motor wieder in Gang zu setzen. Die Gefahr abzusaufen ist für die (F)Rostlaube wesentlich höher als für ein Gefährt, welches jeden Tag in Bewegung ist. Sie gehen schließlich auch nicht völlig untrainiert auf einen Marathonlauf. Lassen Sie sich selbst also erst einmal von der Frühlingssonne etwas wärmen, damit Sie dann Ihre Energie auch wirklich fürs Entgiften und nicht nur für Ihre kalten Füße aufwenden können.

WER?!

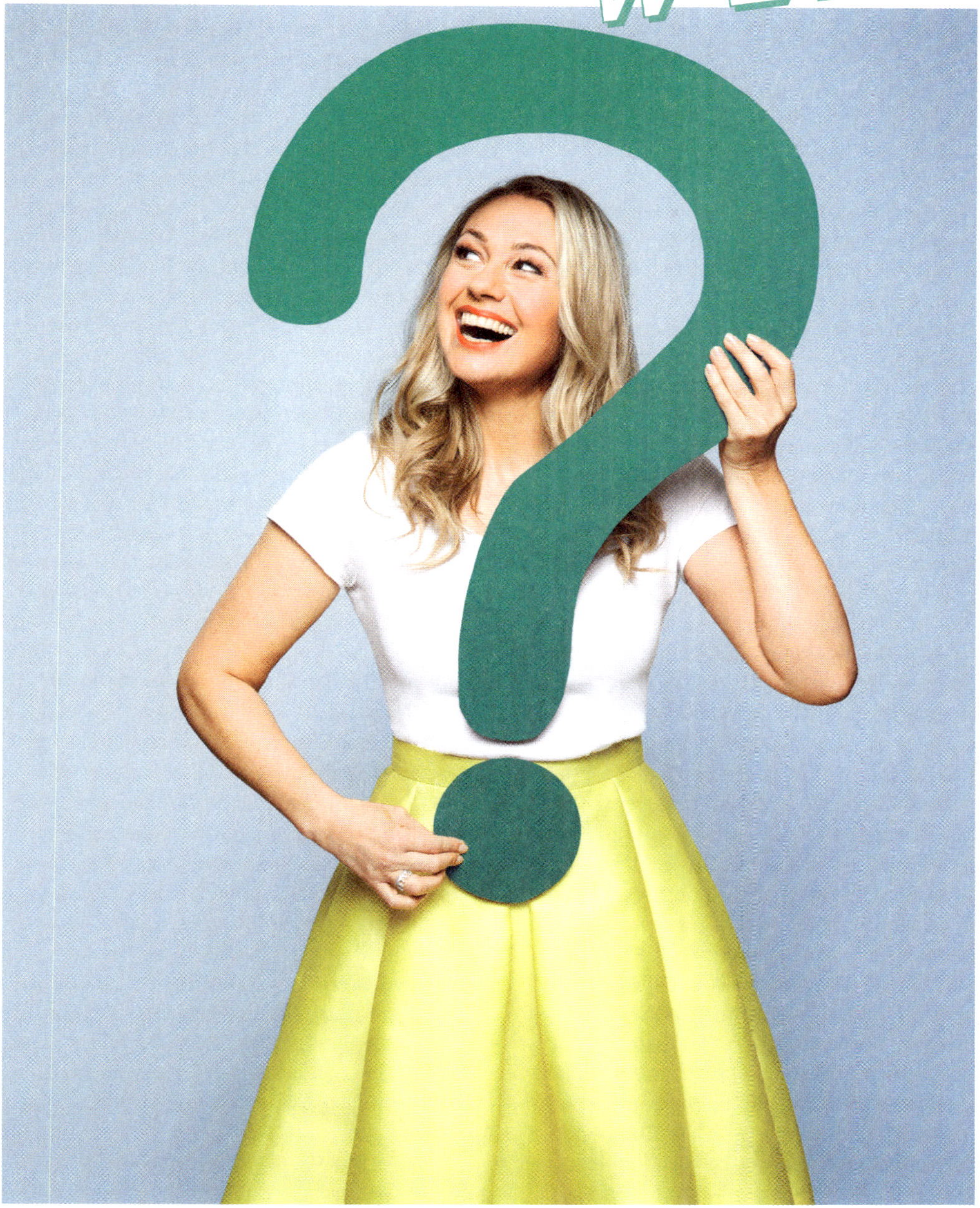

»Vorbereitung ist das halbe Fasten.«

Vorbereitung ist das halbe Fasten. Deshalb koche ich gerne vor. Quinoa, Reis, Hülsenfrüchte und Co. kann man prima in größerer Menge ankeimen und kochen. Eintöpfe funktionieren so ebenfalls spitzenmäßig. Das alles hält sich in guter Verpackung mehrere Tage im Kühlschrank und lässt sich auch einfrieren. Die dadurch verlorengegangenen Nährstoffe muss ich dabei zwar in Kauf nehmen. Aber bevor ich eine Fertigpizza esse oder mich jeden Tag aufs Neue stundenlang mit Kochen beschäftige, wähle ich lieber die TK-Variante. Manchmal muss es eben auch schnell gehen und unkompliziert sein.

Ich bin viel unterwegs und versuche mich überall vernünftig zu ernähren. Also nehme ich immer meine persönlichen Müslimischungen mit und suche mir beim Catering das heraus, was zu meiner aktuellen Ernährungssituation eben passt. Übrigens ist das Essen beim Fernsehen hinter den Kulissen selten so, wie man sich das als Außenstehender vorstellt. Die absolute Krönung habe ich bei einer der erfolgreichsten Quizshows Deutschlands erlebt. Während man vor laufender Kamera bis zu eine Million Euro gewinnen konnte, gab es dahinter eine bodenständige Auswahl an Spaghetti mit Fleischsauce und Sauce ohne Fleisch. Wobei ich zur Verteidigung aller TV-Produzenten sagen muss, dass diese natürlich versuchen, auf Allergien und Wünsche der Protagonisten einzugehen. Aber man möchte ja auch nicht alles noch komplizierter machen. Daher nehme ich mir oft von zu Hause was Selbstgekochtes mit.

UND GANZ NACH IHREM GUSTO

Die Industrie, unsere Erziehung, die Art, wie in unserem Elternhaus Speisen zubereitet werden, toll gemachte Werbespots, niedliche Verpackungen, Versprechen, Vorbilder, unwahrscheinlich schön aussehende Posts von Influencern auf Instagram – all das lenkt uns von dem ab, was wir ganz höchstpersönlich tatsächlich benötigen, um fit und gesund zu sein. Wer verzichten muss, bekommt umgehend Ersatz. Es gibt vegetarisches Schnitzel aus Milcheiweiß, vegane Bratlinge aus Gluten, Fischstäbchen ohne Fisch, Cola ohne Zucker, aber mit Süßstoff – wir verzichten also, ohne tatsächlich auf etwas zu verzichten. Ich möchte hier kein Lebensmittel schlecht machen, daher verzichte ich auch, und zwar auf die ganzen Horrorgeschichten.

Erlauben Sie mir nur folgende Bemerkung: Ein Ersatzprodukt wird immer ein Schwindel bleiben. Denn wenn Sie einmal in eine klare Korrespondenz mit Ihrem Körper gegangen sind, fühlt der sich doch erst recht veräppelt, wenn Sie ihm was vormachen, anstatt ihm das zu geben, wonach er verlangt. Wenn Sie Ihren geliebten Partner vermissen, ersetzen Sie ihn doch auch nicht einfach durch seinen optischen Zwilling. Gut, Boris Becker tut das vielleicht schon. Irgendwo muss ja auch der Begriff Beuteschema herkommen. Aber gerade am Beispiel der Tennislegende können Sie gut sehen, dass das Ersatzprodukt auf Dauer eben doch nicht zufriedenstellt.

Ähnlich verhält es sich mit dem Essen. Ihr Körper ist nicht doof. Er weiß genau wie Sie, dass es Ihnen nicht gut geht. Das klingt komisch, ist aber bei genauerer Betrachtung recht sinnvoll. Wenn Sie also eine starke Abneigung gegen etwas haben, hören Sie auf Ihren Bauch und zwingen sich nicht dazu, es zu essen, nur »weil es gerade alle tun«. Dies gilt auch für die Rezepte im hinteren Teil. Wenn Sie keine Paprika mögen, nehmen Sie stattdessen Zucchini oder Karotten. Schwierig würde es nur dann, wenn Sie grundsätzlich eine Abneigung gegen Gemüse hätten. Dann müssen Sie vielleicht doch die Becker-Variante wählen.

FASTENIRRTÜMER UND UNTERSTÜTZER

Wer es schnell und schmutzig liebt, stolpert früher oder später über das **Saftfasten**, welches in unterschiedlichsten Preisklassen angeboten wird. Die Säfte enthalten meist einen hohen Anteil an Fruktose, die unsere Leber zusätzlich belastet, anstatt sie in der Entgiftungsphase zu stärken. Kalt genossen rauben sie im Gegensatz zu einer warmen Mahlzeit unnötig Energie. Besondere Vorsicht ist bei Säften geboten, die mit zusätzlichen Süßungsmitteln versetzt werden und unnötige Kalorien mitbringen. Doch es ist nicht alles schlecht. Ältere Menschen oder Menschen, die nach einer Krankheit mit einer ballaststoffreichen Nahrung überfordert wären, können mit einem frischen Gemüsesaft ihre Vitamindepots auffüllen. Durch den Saft hat man die Möglichkeit, eine größere Menge an Mineralstoffen und Vitaminen aufzunehmen, als man je essen könnte. Milchsauer vergorene Säfte sind toll, da sie die Verdauung anregen können.

Grüne Smoothies sind ideal zum Fasten. Gesundheitlich Sinn macht ein Smoothie immer dann, wenn die Gemüsemenge die Obstmenge bei Weitem übersteigt. Victoria Boutenko, die Erfinderin des grünen Smoothies, hatte die glorreiche Idee, ihrer Familie

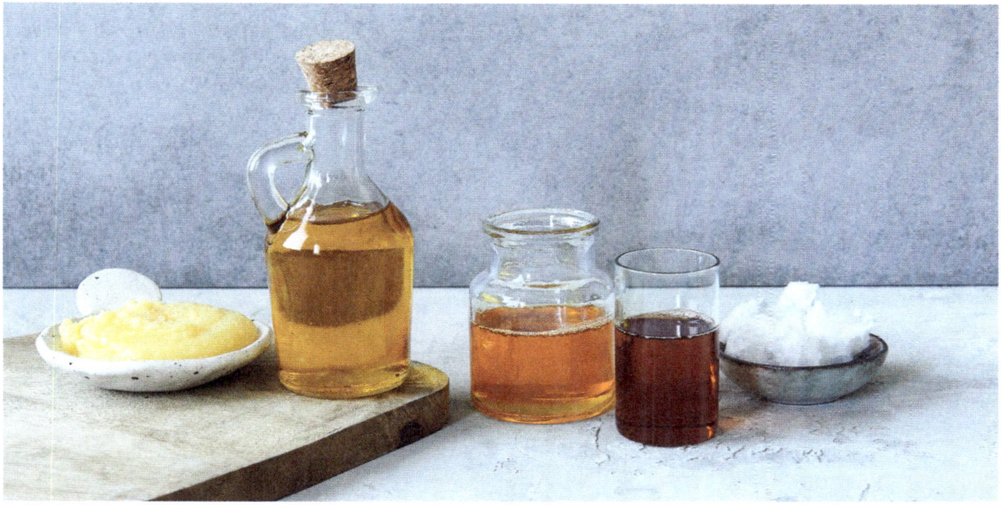

das Gemüseessen schmackhafter zu machen, indem sie Zucchini, Spinat und jede Menge Blattgrün mit einer Portion Obst und Wasser in den Mixer gab. Viele Anbieter strecken ihre Produkte aber inzwischen mit Saft, setzen Konservierungsstoffe und Zucker zu, um mehr Geld zu verdienen. Da können Sie fast schon besser ein Fruchteis beim Konditor ihres Vertrauens futtern, hat dann dieselbe Kalorienanzahl. Smoothies sollten, genau wie Suppen, gekaut werden. Dadurch werden die Verdauungsenzyme aktiviert, und alles kann optimal verwertet werden. Wer noch nie zuvor einen Smoothie genossen hat, startet mit einer maximalen Menge von 500 ml und steigert diese langsam je nach Verträglichkeit, damit die Verdauung nicht schneller als gewünscht abläuft. Smoothies können bis zu 48 Stunden im Kühlschrank aufbewahrt werden, je länger man wartet, desto mehr Vitamine und Mineralstoffe verfliegen. Im Sommer macht es Sinn, zuletzt etwas Eis in den Mixer zu geben, damit die Flüssigkeit nicht zu warm wird. Im Winter finde ich persönlich etwas Lauwarmes angenehmer.

Auch **Souping** ist sehr empfehlenswert. Zwar büßt das Gemüse durch den Kochvorgang Inhaltstoffe ein. Aber es ist dennoch gut zu verdauen, bietet jede Menge komplexe Nährstoffpäckchen, und warm genossen ist eine gute Suppe doch einfach nur eine Wonne. Achten Sie bei fertigen Detox-Suppen dennoch auf den Zusatz von hochwertigen Fetten. Oft werden die Rezepte zu reichhaltig gestaltet und haben viele Kalorien. Daher ist auch hier selbstmachen die bessere Option. Grundsätzlich gilt: jeder nach seinen Möglichkeiten. Ich persönlich bin Fasten-Fan, aber nur ohne zu hungern. Ya, Mann!

MIT DER BESTANDSAUFNAHME ZUM ERFOLG

Bevor es losgeht, bitte ich Sie, sich jetzt in Bikini oder Unterwäsche vor den Spiegel zu stellen und ein Ganzkörper-Selfie zu machen, damit Sie später sehen können, was sich an Ihnen während der Zeit verändert hat. Unterschätzen Sie diesen Vorgang nicht und wiederholen Sie das Foto in derselben Wäsche zur Halbzeit und am Schluss nochmals. Sie müssen es ja sonst keinem zeigen, außer Ihnen selbst. Außerdem füllen Sie bitte diese Tabelle aus, mit Emojis, Schulnoten oder kurzen Stichworten. Auch hier können Sie zur Halbzeit und nach Abschluss noch mal notieren, was sich verändert hat, womit Sie Probleme hatten, und vor allem welche Erfolge Sie verbuchen können. Durch das Sichtbar-Machen Ihres Ist-Zustandes schaffen Sie sich eine Herausforderung und ein klares Ziel. Das macht das Durchhalten leichter.

ZUSAMMENFASSUNG

- Finden Sie den Weg, der zu Ihnen passt, und nicht den, der anderen passt.
- Starten Sie mit dem Fasten nicht in einer zu kalten Jahreszeit.
- Hören Sie auf Ihren Bauch und nicht auf die Versprechen der Industrie.
- Betrachten Sie Detox als Ausflug in eine neue Welt, die Sie vielleicht öfter besuchen wollen.
- Keine Angst vor Heißhunger und Entgiftungskrisen.
- Planung und Vorkochen sparen Zeit.
- Füllen Sie unbedingt die Listen aus und machen Sie ein Vorher-Bild (frontal und seitlich)!

	Start	1. Woche	2. Woche	Ende
Lebensgefühl				
Zufriedenheit mit dem Körper gesamt				
Hautbild				
Fitness/Power				
Motivation, morgens aufzustehen				
Konzentration, Energie nachmittags				
Stimmung abends				
Stimmung allgemein				
Bindegewebe				
Libido				
Verdauung				
Heißhunger				
Spezielle Gelüste				
Sonstiges				

TEST ZUM DETOX-START

Jetzt kann es losgehen. Bitte beantworten Sie alle Fragen so wahrheitsgetreu wie möglich. Dies ist kein Test, bei dem man durchfallen kann. Es geht allein darum, den für Sie optimalen Anfang zu finden.

Mein Essverhalten ist

- ☐ intuitiv 5
- ☐ maßlos 2
- ☐ fremdgesteuert 3
- ☐ Hauptsache süß 4
- ☐ keine Angabe 0

Ich koche

- ☐ abends immer selbst 1
- ☐ nie 5
- ☐ gerne, komme aber selten dazu 3
- ☐ selten, kaufe gerne Fertiggerichte 2
- ☐ keine Angabe 0

Mein Leben teile ich

- ☐ mir selbst ein 1
- ☐ mit meinem Mann 4
- ☐ mit meiner Familie 2
- ☐ mit meinem Job 5
- ☐ keine Angabe 0

Aufgaben erledige ich immer

- ☐ zuverlässig 5
- ☐ nie bis zum Ende 2
- ☐ sehr strukturiert und zielgerichtet 3
- ☐ gerne, habe aber währenddessen auch tolle neue Ideen 4
- ☐ keine Angabe 0

Bei neuen Aufgaben

- ☐ bin ich immer neugierig 4
- ☐ eher skeptisch 2
- ☐ brauche ich Vorbilder und Beweise 5
- ☐ lasse ich mich nur darauf ein, wenn ich weiß, was kommt 1
- ☐ keine Angabe 0

Mein Verhältnis zu meinem Körper

- ☐ war eigentlich ein gutes 1
- ☐ ist eine Zweckgemeinschaft, ich würde tauschen, wenn ich könnte 4
- ☐ ist aktuell nicht ideal, aber wir müssen ja miteinander auskommen 2
- ☐ ist vorwurfsvoll, da er mich immer wieder im Stich lässt 2
- ☐ keine Angabe 0

Meine körperliche Gesundheit ist

- ☐ top, ich möchte aber mein Gewicht optimieren 4
- ☐ schon lange weg 2
- ☐ O. K., ich wäre aber gerne fitter 5
- ☐ sehr unbefriedigend 1
- ☐ keine Angabe 0

Ergebnis

MEINE GESAMTPUNKTEZAHL:

0–5 SHORTIE

Ein Detox-Wochenende kann wie ein Geschenk an sich selbst wirken und tut dem Körper einfach gut. Es kann verborgene Defizite aufzeigen und die Gesundheit fördern, auch wenn man gerade keine Möglichkeit hat, mehrere Wochen Urlaub zu machen. Es ist gut durchzuhalten und kann die entscheidenden Argumente liefern, um das Thema weiter auszubauen. Gesunde Ernährung beißt nicht, auch wenn der Anfang schwer ist. Mit dieser Erfahrung fällt es leichter.

6–9 KURZ-DETOX

Ein sanftes Herantasten, welches dem Körper eine prima Verschnaufpause bietet. Auftanken deluxe, ohne zu hungern. Eine Herausforderung für sieben Tage, die schneller vorbei sind, als man anfangs glauben möchte – mit oft erstaunlichen Ergebnissen! Vielleicht der Beginn für mehr, aber vor allem ein Anker, wenn es dringend nötig ist.

10–12 INTERVALLFASTEN

Unkompliziert, einfach und flexibel – diese Art des Fastens lässt sich prima mit so gut wie jedem Lifestyle kombinieren. Ideal und erfolgreicher ist es natürlich, wenn man es mit den Rezepten in diesem Buch kombiniert. Es ist aber auch alles andere willkommen.

13–20 180°

Wer wirklich etwas verändern möchte, kommt um eine Detoxkur von mindestens 28 Tagen nicht herum. Gewohnheiten, Glaubenssätze, schlechte Angewohnheiten und Launen sammeln sich nicht von heute auf morgen an und werden hier gnadenlos aufgespürt und im Idealfall aufgelöst. Sie haben lange genug nichts für sich getan, also fangen Sie jetzt damit an!

21–25 QUICKIE

Das Leben ist zu kurz, um jeden Tag vernünftig zu sein. Ideal für alle, die bei Omis 85. ordentlich zugeschlagen haben, oder den Weihnachtsbraten wieder gut machen möchten. Kleine Sünden lassen sich damit prima und kurzfristig ausgleichen.

Natürlich ist Ihr Ergebnis hier nicht in Stein gemeißelt. Lesen Sie sich bitte alle Kapitel dieses Buches durch, denn vielleicht spricht Sie die eine oder andere Methode eben doch mehr an, als es jetzt den Anschein hat. Und im Idealfall werden Sie sowieso zur Wiederholungstäterin. Das mache ich auch und passe mein Detox-Programm immer meiner jeweiligen Lebenssituation an.

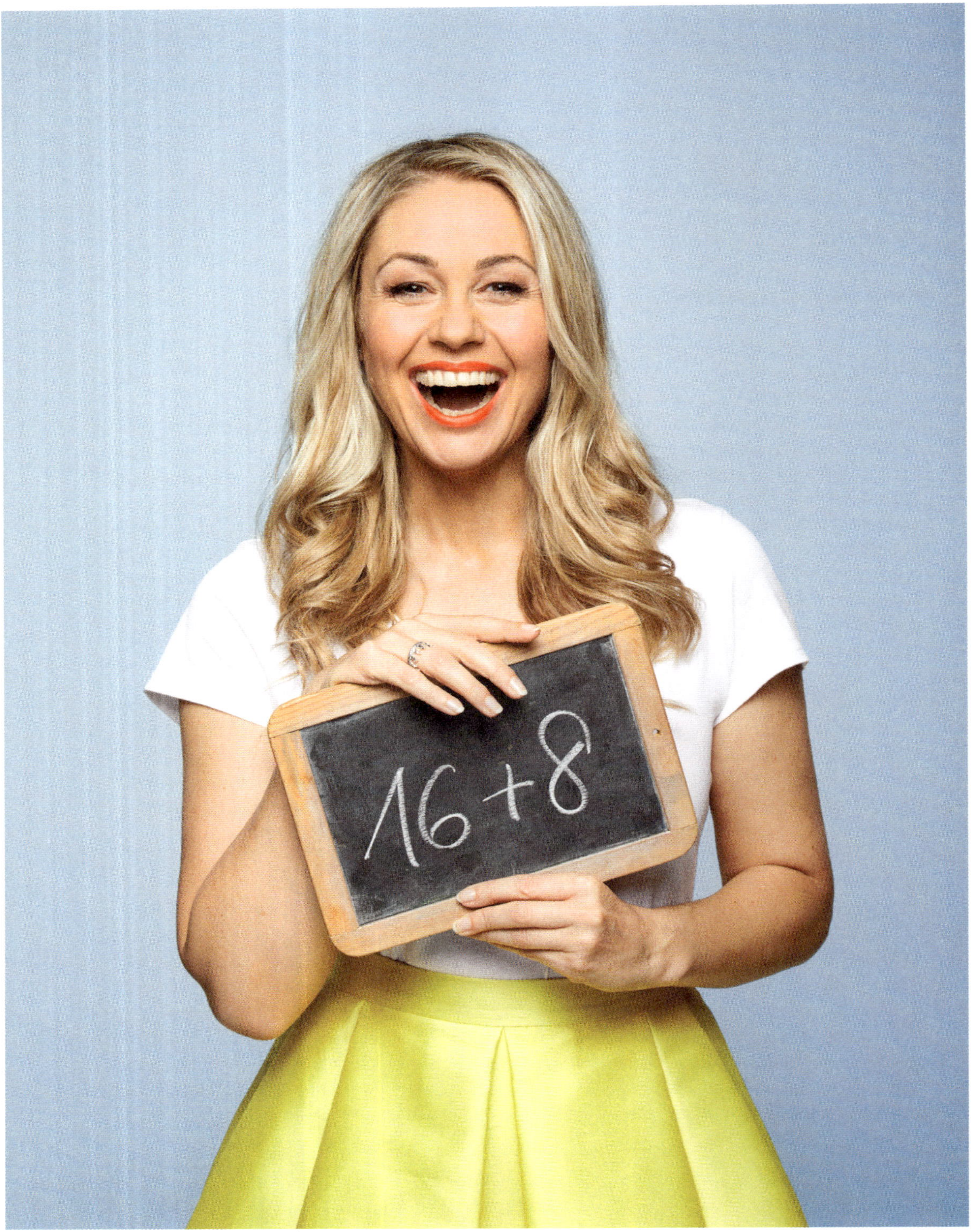
16+8

INTERVALL-FASTEN

... und Selbstheilungskräfte aktivieren

KEINE ZEIT. KEIN GELD. KEINE AHNUNG. KEINE DISZIPLIN

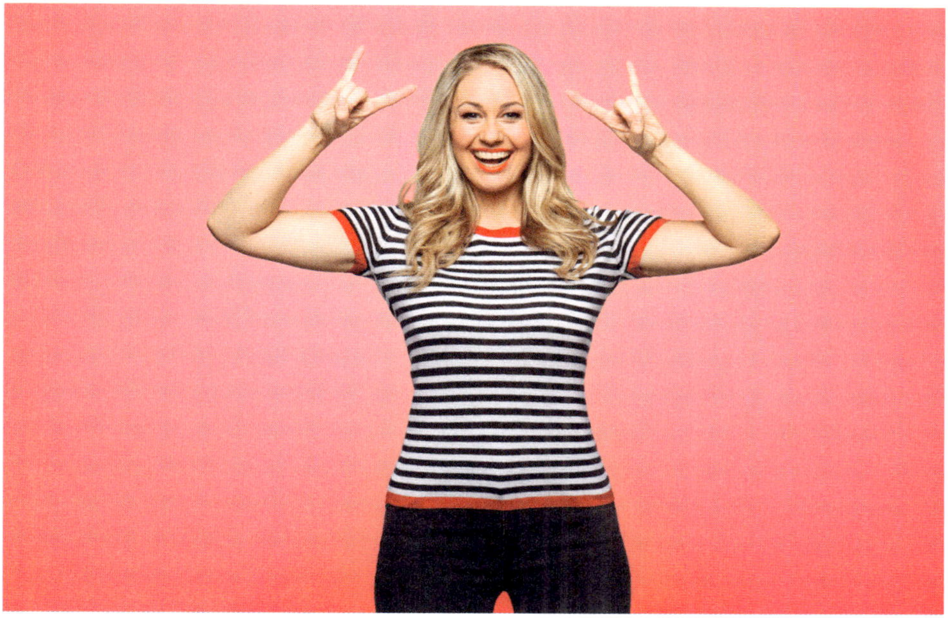

Aber trotzdem bräuchte Ihr Körper dringend eine Atempause? **Intervallfasten** aka intermittierendes Fasten ist der One-Night-Stand unter den Kuren. Funktioniert immer, ganz ohne Tinder. Zwischendurch oder auch für länger ist das eine tolle Lösung, wenn man sich etwas Gutes tun möchte, aber nur wenig Aufwand betreiben kann. Sie müssen dafür nicht mal einkaufen oder planen. Diese Art des Fastens geht komplett spontan, sofort und ohne Ausreden, kann aber natürlich auch nach Bedarf mit gesunden Rezepten ein Upgrade erfahren und somit noch effektiver sein. Da die meiste Zeit der täglichen Fastenphase sowieso geschlafen wird, hat der innere Schweinehund kaum Möglichkeiten, Ihnen leckeren Schlemmerkram ins Ohr zu wispern.

Stellen Sie sich Ihren Körper wie eine Art Über-Mutter eines Zweijährigen vor, die ständig aufpasst, dass dem kleinen Kerl nichts passiert, wenn er auf die heiße Herdplatte fassen möchte, zu viel Chips, Gummitierchen und Burger gefuttert hat, Murmeln verschlucken möchte, die ihn tröstet, wenn er sich das Knie aufschlägt oder sich aus lauter Angst vor Geistern panisch unter der Bettdecke verkriecht. Die eigenen Bedürfnisse werden hintangestellt. Und wir sprechen hier nicht mal vom Bedürfnis nach einem exklusiven Wellness-Urlaub im 5-Sterne-Schuppen, sondern von sich selbst waschen, bekochen und nett anziehen.

Wenn wir unseren Körper also ständig nur mit Fastfood versorgen, wenig Bewegung

»Eine Verdauungspause bietet Zeit für die Selbstreinigung des Körpers.«

und frische Luft bekommen und ihm keine Ruhepausen gönnen, stattdessen von früh bis spät ackern und nebenbei noch Sorgen haben, versucht er ausschließlich, das tägliche Überleben zu sichern. Alles andere bleibt liegen und landet in Depots, die bei Überfüllung mächtig Ärger machen können und zu chronischen Krankheiten führen. Erinnern Sie sich daran, wie Sie als Teenager waren. Nie das Zimmer aufgeräumt oder gelüftet, wa? Und bei Aufräumalarm einfach schnell alles zusammen in den Kleiderschrank gestopft? So ungefähr agiert unser Körper und kann damit über lange Zeit den Anschein wahren, dass alles in guter Ordnung ist. Damit uns aber unser Kamikaze-Lebensstil nicht um die Ohren fliegt, sollten wir besser heute statt morgen unser Selbstheilungsprogramm starten.

JEDER PROFI BRAUCHT SEINE REGENERATIONSPHASE

Überlassen Sie das Ganze ruhig Ihrem Körper. Er ist Profi. Er weiß, was zu tun ist. Wichtig ist nur, dass Sie ihm vor allem die Zeit und die Werkzeuge geben, die er braucht. Das bedeutet: Gönnen Sie ihm eine Verdauungspause, denn nur dann kann das selbstreinigende System der Zellen aktiviert werden, die Makrophagen bzw. Fresszellen. Diese Zellen sind im Grunde sowas wie Pac-Man, wenn Sie sich noch an dieses Old-School-Computerspiel erinnern. Nur dass sie sich auf kranke und abgestorbene Zellen stürzen und diese im wahrsten Sinne des Wortes auffressen. Ein Phänomen, welches auch in der alternativen Schmerztherapie angewandt wird, weil es sich gerade bei chronischen Entzündungen und anderen Erkrankungen oftmals bewährt hat. Um Mrs und Mr Pac-Man, die großen Fresser, zu motivieren, aufzuräumen, muss absoluter Fütterungsstillstand herrschen. Keine Snacks, kein Süppchen, kein Pralinchen, nichts. Dornröschen 2.0. Natürlich geht das nicht von jetzt auf gleich. Wir verfügen über jede Menge Vorräte, Notfallsysteme, Depots, Reserven und allerlei andere Beschäftigungstherapien. Sie sollten daher für mindestens 14, als Mann sogar für 16 Stunden Ihre Verbindung zu sämtlichen Nahrungsaufnahmemöglichkeiten kappen. In dieser Zeit gibt es nur stilles Wasser, allerhöchstens ungesüßten Kräutertee und im Idealfall viel Schlaf. Das Gute am Intervallfasten ist: Sie können sich das WANN und das WIE typgerecht aussuchen.

16/8-INTERVALLFASTEN

Starten wir mit dem Klassiker, der 16/8-Methode, d. h. 16 Stunden Fasten, acht Stunden Essen. Natürlich nicht Dauer-Essen. Ich weiß natürlich, dass Sie das wissen. Aber falls Sie schon mal gefastet oder gar eine Diät gemacht haben und ähnlich ticken wie ich, dann kennen Sie diese innere Stimme, die sämtliche Diätregeln wie ein hochqualifizierter Anwalt vor Gericht auseinandernimmt und nach Schlupflöchern durchsucht. Deshalb, Hohes Gericht, verzeihen Sie mir meine Korinthenkackerei, aber ich werde mich hier so klar und deutlich ausdrücken, dass es auch der letzte innere Schweinehund kapiert.

Selbstverständlich macht es auch beim Intervallfasten Sinn, sich in dieser Phase so zu ernähren, dass Sie Ihren Körper dabei unterstützen und nicht zusätzlich belasten. Deshalb empfehle ich die Rezepte im hinteren Teil dieses zauberhaften Ratgebers.

Sie starten Ihren Tag mit einem Frühstück und einige Stunden später essen Sie zu Mittag. Um 18 Uhr haben Sie den letzten Löffel Ihrer Gemüsesuppe geschlürft und werden dann erst wieder am nächsten Tag um 10 Uhr vormittags etwas essen. Bis dahin sind nämlich 16 Stunden vergangen, und Ihr Körper hatte reichlich Zeit, besagte Fresszellen zu aktivieren. Sind Sie sowieso kein großer Frühstücker, können Sie Ihre letzte Mahlzeit auch erst um 20 Uhr essen und beginnen am Folgetag um 12 Uhr mit einem Mittagessen. Richten Sie sich nach Ihren Vorlieben.

Übrigens ist das sowieso das Beste, was man tun kann, wenn es darum geht, die Intuition beim Thema Essen zu stärken. Je öfter Sie detoxen, desto leichter wird Ihnen auch das fallen. Oft essen wir nur, weil etwas zu Futtern verfügbar ist, nicht, weil wir Hunger haben. Wir essen so, wie wir es gelernt haben, und stopfen zwischendurch noch so einiges in den Mund, weil es herumliegt oder weil uns langweilig ist. Wann knurrt uns schon mal der Magen etwas vor, um daran zu erinnern, dass er jetzt tatsächlich was für die Energiegewinnung bräuchte?

Apropos Magenknurren: Haben Sie keine Angst, dass Ihnen Ihr Magen tatsächlich einen Strich durch die Motivationsrechnung macht. Erstens, vergessen Sie nicht, dass es sich tatsächlich nur um 16 Stunden handelt, in denen Sie ausnahmsweise mal nicht wahllos etwas in sich hineinstopfen dürfen. Sie können in dieser Zeit alles tun, nur nicht unbedingt Kochvideos und -shows ansehen. Beschäftigen Sie sich, versuchen Sie zu entspannen, entschlacken Sie Ihren Geist und machen Sie sich einen leckeren Tee. Hagebutte zum Beispiel versorgt Sie mit Vitamin C und zügelt den Appetit, genauso wie ein Chai auf der Basis von Vanille, Zimt und Kardamom. Selbst ein Glas Wasser kann den Bauch beruhigen.

Vermeiden Sie bitte, vor dem Start Ihrer 16-stündigen Fastenphase aus lauter Panik doppelt so viel in sich hineinzustopfen. In den Stunden, in denen Sie essen dürfen, ist es sinnvoll, reichlich Ballaststoffe in Form von Gemüse zu sich zu nehmen. Komplexe Kohlenhydrate halten den Blutzuckerspiegel länger stabil als Einfachzucker und Weißmehl. Möchten Sie Ihrer Leber noch einen Gefallen tun, verzichten Sie an diesem Tag auf tierische Eiweiße und greifen lieber zu Hülsenfrüchten und Vollkornreis, Buchweizen, Hirse oder Hafer. Wie man diese schonend zubereitet, erfahren Sie natürlich auch hier in diesem Buch!

5:2-TAGE-INTERVALLFASTEN

Eine weitere Variante des Intervallfastens ist die 5:2-Methode. Hier geht es darum, an zwei frei wählbaren Tagen in der Woche für 24 Stunden komplett aufs Essen zu verzichten. Die anderen fünf Tage können wie gewohnt gestaltet werden. Wissenschaftlich betrachtet ist ein 24-Stunden-Verzicht durchaus sinnvoll. Unsere Muskulatur und die Leber

PAUS

verfügen über sogenannte Glykogen-Speicher. Das sind unsere körpereigenen Kohlenhydratreserven. Nach 24 Stunden ohne Nachschub sind diese Speicher leer, und dann beginnt unser Körper, seine Energie aus Fettspeichern zu beziehen. Ist etwas komplizierter, dauert auch länger und produziert leider mehr Ammoniak und Harnsäure. Wenn man möchte, dass der Hintern kleiner wird, ist das 5:2-Intervallfasten eine gute Idee.

An Jom Kippur, dem jüdischen Versöhnungstag, wird sogar mehr als 24 Stunden durchgehend auf Essen und Trinken verzichtet. Das Schöne an diesem wichtigsten Feiertag der Juden ist jedoch, dass zusätzlich zu den kulinarischen Genüssen noch mentale Blockaden losgelassen werden. Jom Kippur bildet das Ende der »Zehn Tage der Umkehr«.

Ähnlich reinigend soll es auch zu Ramadan zugehen. Auch hier wird nicht nur aufs Essen verzichtet. Die Muslime reflektieren, beten und trennen sich von Dingen, die ihnen nicht guttun. Diese Phase des Fastens dauert nach muslimischem Kalender einen ganzen Monat. Es wird deshalb natürlich nicht durchgehend auf Essen und Trinken verzichtet. Nach Sonnenuntergang darf Nahrung zu sich genommen werden.

WAS PASST ZU IHNEN?

Zunächst gibt es noch eine dritte Variante des intermittierenden Fastens: Die 20/4-Methode. Hier soll 20 Stunden pro Tag nicht gegessen werden. Vier Stunden lang darf man zugreifen.

Ich persönlich halte die 16/8-Methode für am leichtesten zu realisieren. Stellen Sie sich vor, Sie haben nur vier Stunden, in denen Sie essen dürfen. Wenn Sie mich fragen, ich würde in dieser Zeit alles in mich hineinstopfen, aus Angst, danach etwas zu verpassen. Auch die 5:2-Methode versetzt schwache Geister wie mich eher in Hamster-Panik, anstatt auch an den Essenstagen einen vernünftigen und sinnvollen Plan zu verfolgen. Wenn Sie aber glauben, dass eine der beiden letzteren Methoden genau das ist, was Ihnen hilft, probieren Sie es einfach aus.

Schaffen Sie ein Ritual. Fasten Sie einmal pro Woche oder ziehen Sie das Intervallfasten über mehrere Wochen durch. Fasten, insbesondere das Intervallfasten, ist eine realistische Alternative zu einer strengen einseitigen Diät, weil es Ihnen besser hilft, Ihre Ernährung umzustellen, und Sie weniger anfällig für Heißhungerattacken macht. Durch die Einbindung des mentalen Detoxens haben Sie die Chance, schädliche Gewohnheiten loszuwerden.

ZUSAMMENFASSUNG

- Durch das Unterbrechen der Nahrungszufuhr für mindestens 14 Stunden werden die Selbstheilungskräfte des Körpers aktiviert.
- Wählen Sie die Variante, die Ihrem Alltag und Essverhalten am nächsten ist.
- Eine basenüberschüssige Ernährung unterstützt den Körper.
- Vorbild sind die religiösen Fastenphasen, die auch den mentalen Part wunderbar umsetzen.

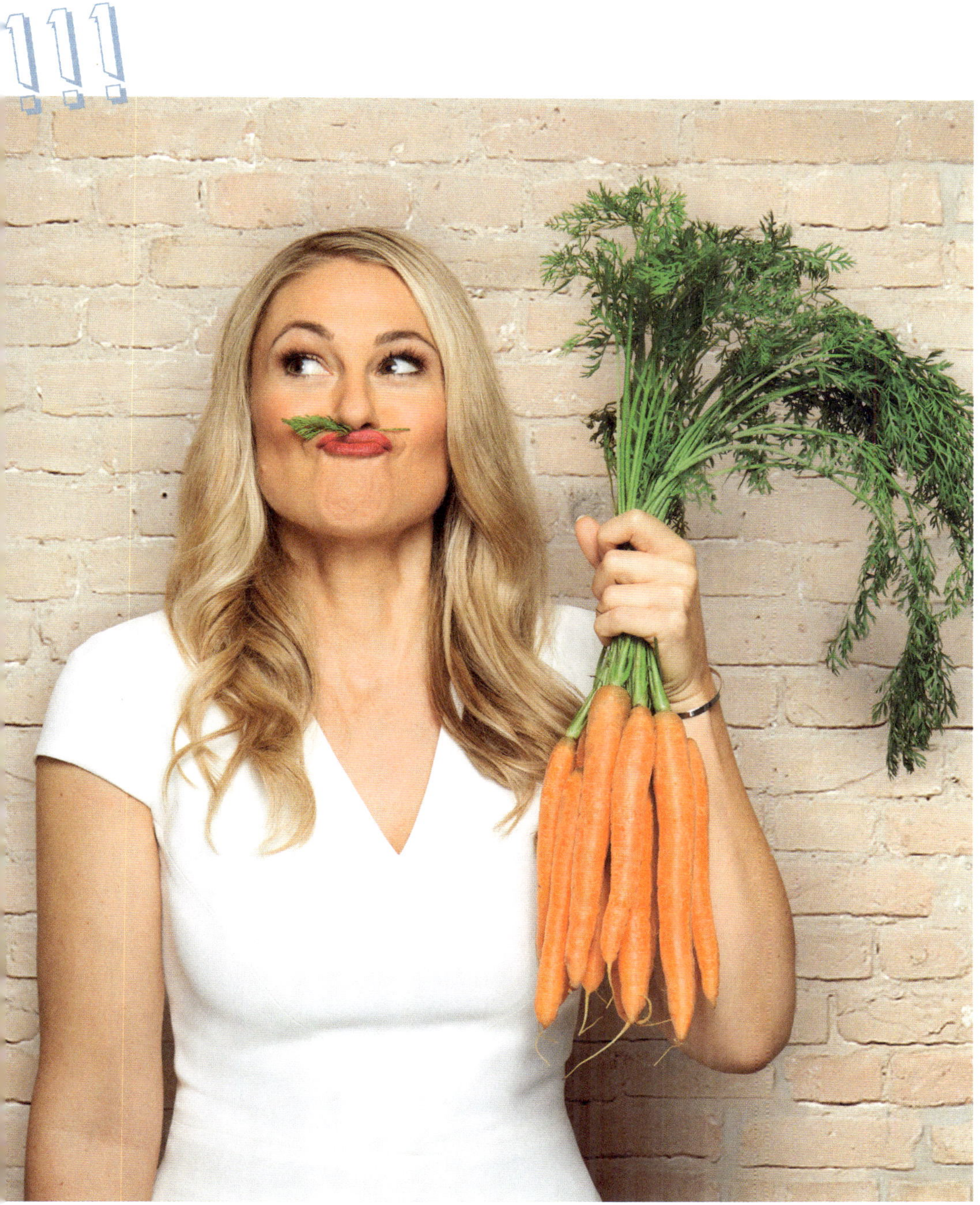

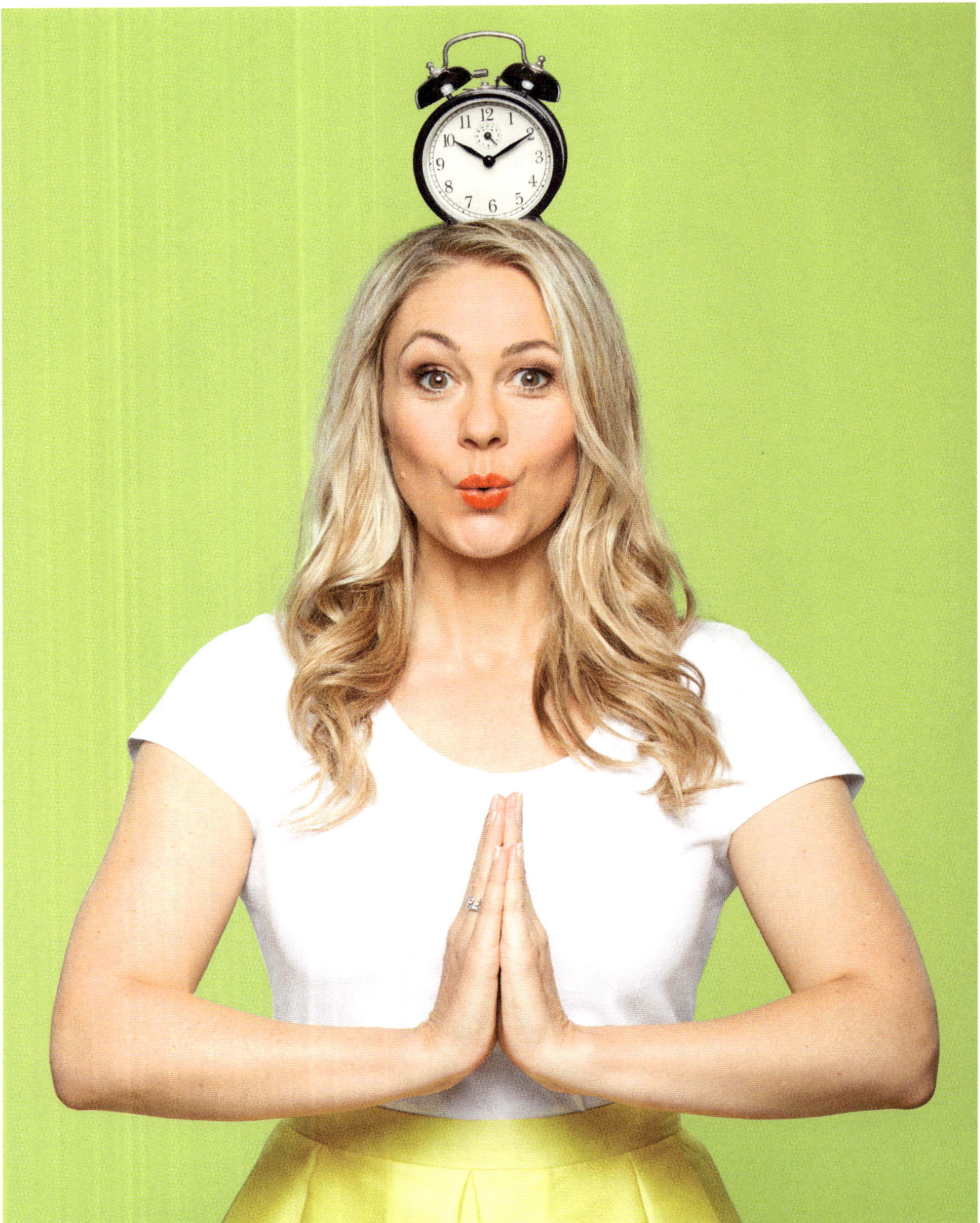

DER QUICKIE

24 Stunden

DER QUICKIE – 24 STUNDEN NUR FÜR MICH!

Diese Detox-Kurzform kann man immer mal wieder zwischendurch machen – sie ist quasi das Snickers der fantastischen Entschlackungswelt. Nur, dass Sie dabei natürlich kein Snickers essen dürfen. Gemein, aber wahr. Wenn Omi mal wieder gefeiert hat, sind die 24 Stunden Detox genauso gut wie direkt nach den Weihnachtsfeiertagen, vor Silvester, nach Silvester oder einfach nur, wenn man aussieht wie ein aufgequollenes B-Hörnchen und sich an eine Zapfsäule voller guter Sachen hängen möchte. Wenn Sie Single oder alleinlebend sind, müssen Sie niemanden vorwarnen. Ansonsten geben Sie bereits am Vorabend den Kindern oder dem Partner Bescheid, dass der kommende Tag Ihnen gehört. Es soll Ausnahmen geben, aber in der Regel geht die Welt tatsächlich nicht unter, sie sollte sich sogar weiterdrehen, wenn man sich mal ausklinkt. Suchen Sie sich am Vortag drei Rezepte aus dem hinteren Teil dieses Buches aus, achten Sie dabei auf den Hinweis »ab Tag 1« und kaufen dafür ein, damit Sie direkt morgens loslegen können.

DER QUICKIE-VORMITTAG

Beginnen Sie Ihren Tag mit einer Bauchmassage, wenn Sie noch gemütlich im Bett liegen. Diese Art von Massage im Uhrzeigersinn rund um den Bauchnabel empfehle ich sehr oft. Wenn Sie selbst Mutter sind, kennen Sie diese Methode, um dem Baby die Verdauungsarbeit zu erleichtern. Uns selbst tun wir jedoch selten etwas derart Sinnvolles und Gutes. Wenn Sie mögen, können Sie auch ein Massageöl mit Calendula oder Rosmarin dafür verwenden. Verändern Sie den Druck, spüren Sie in sich hinein. Es soll sich stets angenehm anfühlen. Achten Sie dabei darauf, dass Sie durch die Nase ein- und durch den Mund ausatmen. Im Idealfall bis tief in den Bauch hinein. Das tiefe Atmen unterstützt Ihre Lunge beim Ausscheiden von Gasen. Gase entweichen nicht nur in Form von Pupsi und Co., sondern können auch über die Atemluft abgegeben werden. 15 Minuten Zeit für die Massage sind ideal. Tasten Sie sich selbst heran und entscheiden, wie lange es Ihnen guttut.

Trinken Sie direkt nach dem Aufstehen ein großes Glas lauwarmes Wasser. Durch die mäßig warme Temperatur braucht der Körper keine zusätzliche Energie, um das Wasser anzuwärmen oder abzukühlen. Außerdem wird durch die Menge an Flüssigkeit nicht nur der Flüssigkeitshaushalt, der über Nacht ja auf dem Trockenen lag, ausgeglichen, sondern auch die Verdauung nochmal ordentlich in Schwung gebracht. Womit Sie Ihr Wasser zusätzlich anreichern können, lesen Sie im Kapitel »Ganzheitliche Maßnahmen« ab S. 178.

Zwischen dem morgendlichen Getränk und Ihrer ersten Mahlzeit sollten mindestens 30–60 Minuten vergangen sein, damit die Verdauungssäfte des Magens effektiv arbeiten können. Nutzen Sie die Zeit für einen kleinen Spaziergang oder ein paar Yogaübungen oder lesen Sie nochmal das eine oder andere in diesem Buch nach.

24 STUNDEN ...

Heute geht es nur um Sie und Ihren Körper. Machen Sie es ihm leicht. Kauen Sie jeden Bissen, aber auch jeden Löffel Suppe und jeden Schluck Smoothie gut durch, damit alle Nährstoffe optimal aufgenommen werden können.

Machen Sie zwischen den Mahlzeiten mindestens vier bis fünf Stunden Pause, um Ihrem Körper die Chance auf eine sinnvolle Verdauung und Verwertung zu geben, und snacken Sie nicht zwischendurch. Diese Pausen sind vor allem auch dann besonders wichtig, wenn Sie abnehmen wollen. Falls der Schweinehund jedoch zu laut rumheult, lesen Sie meine Tipps zum Thema Heißhunger (s. S. 175 ff)!

Apropos Hunger: Falls Sie sich nicht entscheiden können, dies wäre zum Beispiel mein persönlicher 24-Stunden-Speiseplan:

- **Frühstück:** Carob-Chia-Pudding mit Grapefruit (s. S. 110), wenn es deftig sein soll: Pellkartoffeln mit Butter und Kräutern (s. S. 122)
- **Mittag:** grüne Rohkost-»Suppe«. Ich liebe diesen Smoothie, weil er mich mit allem versorgt und wie eine leckere cremige Gemüsesuppe schmeckt (s. S. 155).
- **Ab 14 Uhr:** keine Rohkost mehr, da diese sonst zu viel Arbeit im Verdauungstrakt verursacht. Die ganz Mutigen versuchen den Grasquickie am Nachmittag: Gerstengras mit Apfelsaft und Wasser (s. S. 109).
- **Abends:** Süßkartoffel-Paprika-Suppe, dazu Saatencracker (s. S. 158–159)

Trinken Sie zwischen den Mahlzeiten reichlich stilles Wasser, damit alles, was sich löst, besser abtransportiert werden kann, und ergänzen es um einen Liter Kräutertee oder Detox-Wasser (s. S. 178 ff). Gönnen Sie sich moderate Bewegung. Allein nur das Wippen auf einem Trampolin hat eine sensationelle Wirkung auf den reinigenden Lymphfluss. Das Lymphsystem wird im Gegensatz zum Blutkreislauf einzig und alleine durch unsere aktive Muskelkraft aktiviert. Sie sorgen mit dem Trampolin-Wippen unter anderem auch für gesunde, durchfeuchtete Bandscheiben. Bewegung ist also das A und O. Sind Sie gerade überhaupt nicht in der Lage, sich körperlich einzubringen, versuchen Sie zumindest, die Fußgelenke zu bewegen und mit Bürstenmassagen an Beinen, Armen und Bauch das Gewebe zu stimulieren.

Um auch die Haut als Ausscheidungsorgan zu nutzen, schließen Sie den Tag mit einem Basenbad ab. Ich habe oft wenig Zeit, daher nutze ich zum Beispiel meine Zeit am Schreibtisch für ein basisches Fußbad.

ZUSAMMENFASSUNG

- Starten Sie den Tag mit einer Bauchmassage, tiefer Bauchatmung und einem Getränk, welches Ihren Stoffwechsel anregt.
- Machen Sie es Ihrem Körper leicht. Drei Mahlzeiten, gutes Kauen und Rohkost nur bis 14 Uhr helfen, den Organismus zu entlasten.
- Bewegung und Basenbäder unterstützen den Prozess des Entsäuerns.

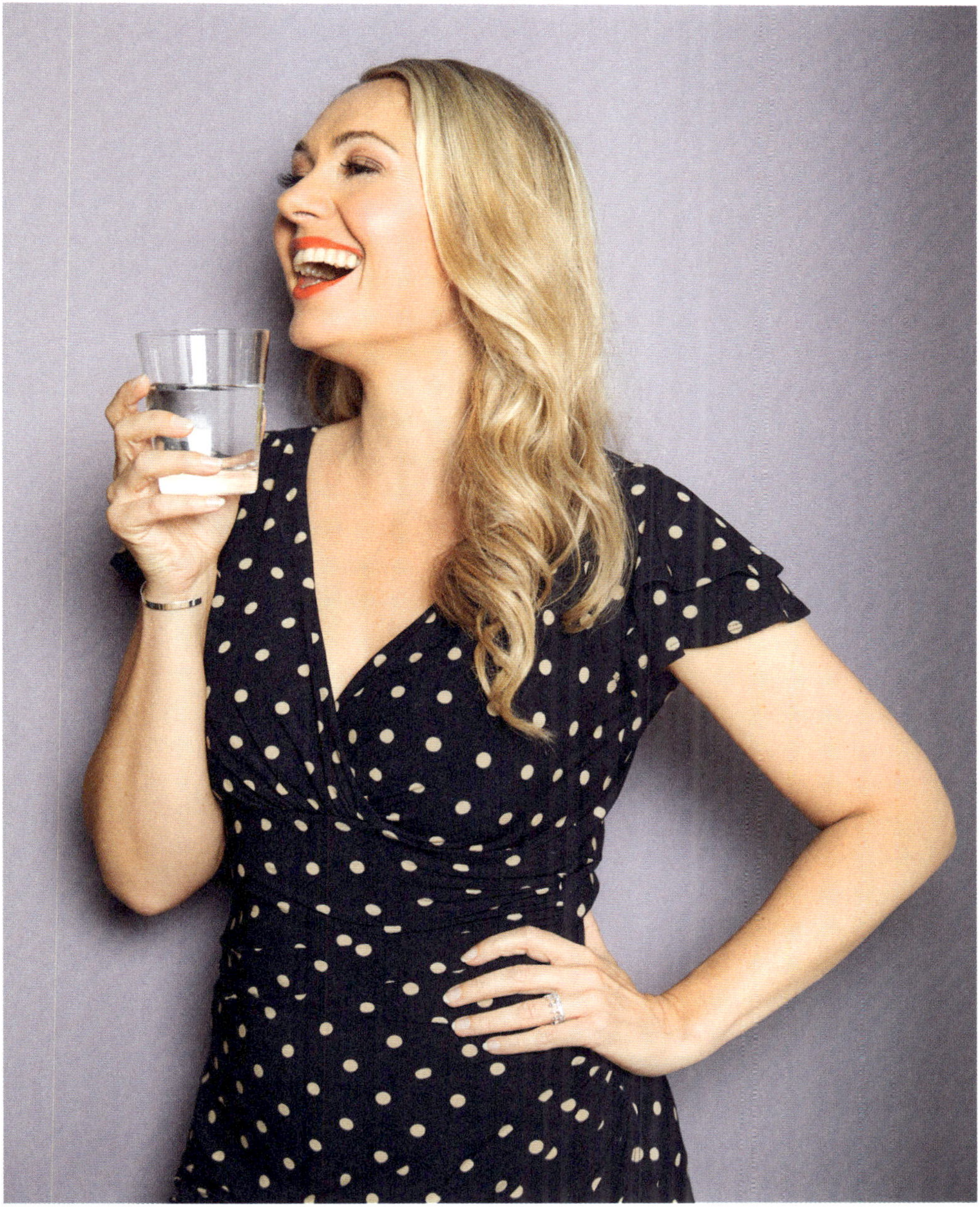

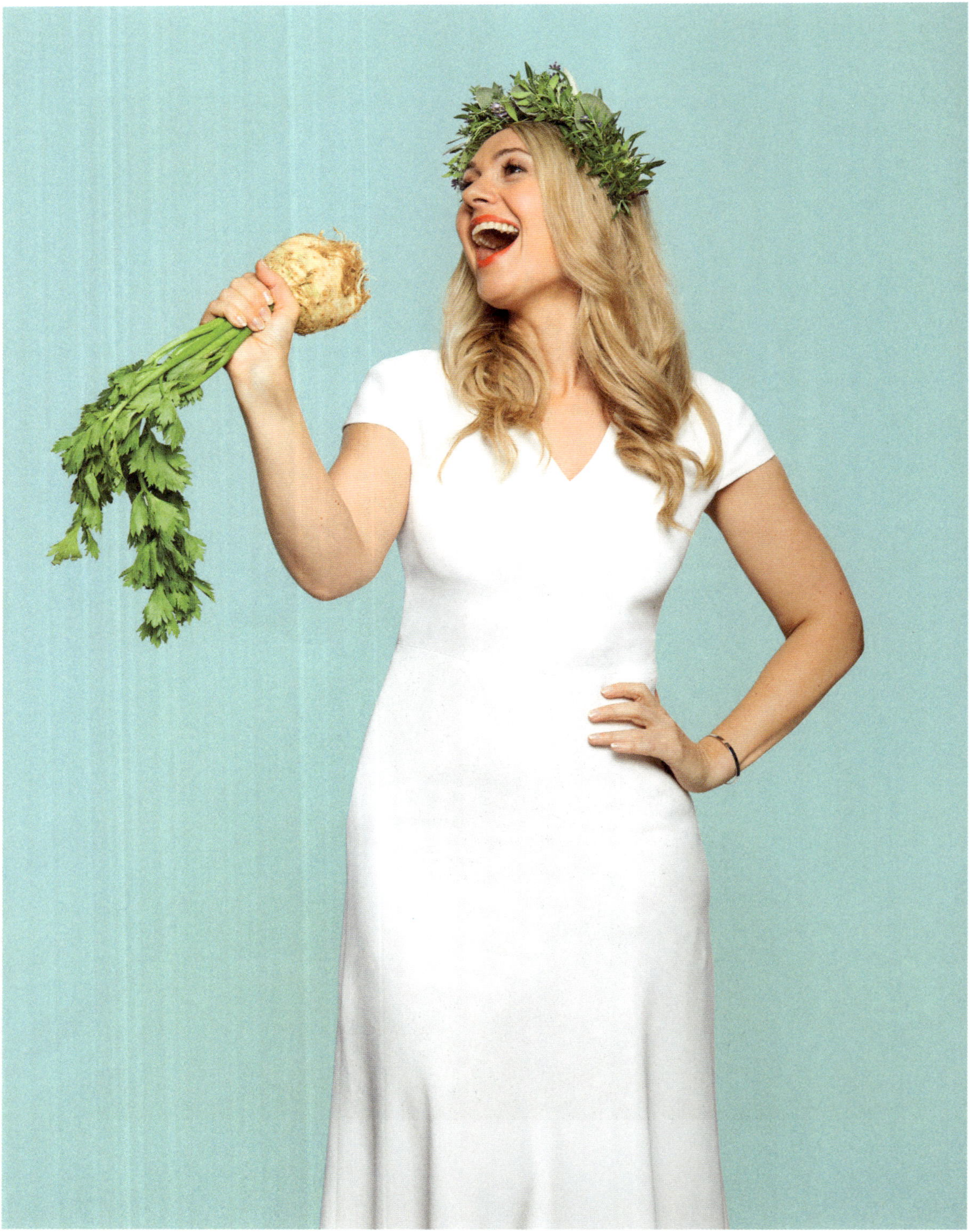

DER SHORTIE

ein Wochenende mit mir

DER SHORTIE – KLEINES FASTEN-ABENTEUER IN SICHEREM UMFELD

Das Wochenende ist der perfekte Start für eine Detox-Kur. Egal, ob Sie das Fasten danach fortführen oder wieder in den Alltag zurückkehren. Hauptsache, Sie sind bei Ihrem Ausflug ins Neuland in sicherer, gewohnter Umgebung und nerven im schlimmsten Fall nur die Menschen, die Sie von Herzen lieben und Sie nicht gleich verlassen werden, wenn der kalte Truthahn Ihnen an die Gurgel möchte oder komisch riecht. Denn, machen wir uns nichts vor: Menschen, die fasten, duften nicht nach Blumen. Egal, ob das ungewollte Blähungen von ungewohnt ballaststoffreichem Futter sind oder Mundgeruch und Schweiß, der plötzlich beißend und irgendwie nach Putzmittel riecht.

Wow, jetzt haben Sie richtig Bock, oder? Zu Recht! Denn Ihr Körper löst endlich Eingelagertes ab! Das Zeug, was da eigentlich gar nicht reingehört und was Sie wirklich besser loswerden sollten, als sich jahrelang damit rumzuplagen. Aber keine Sorge! Die dicke Luft verzieht sich innerhalb weniger Tage und muss auch nicht unbedingt bei jedem auftreten. Doch jede Frittenbude braucht mal eine Generalüberholung. Natürlich sind ein Abend, ein Tag oder ein Wochenende keine Möglichkeit, den Körper wieder komplett auf Null zu setzen. Aber es ist ein Anfang, und Sie geben Ihrem Körper dadurch ein Zeichen, dass Sie ihn doch irgendwie lieb haben, auch wenn Sie ihm das nicht immer so zeigen können. Vielleicht hat Ihre beste Freundin auch Lust mitzumachen, dann hätte der innere Schweinehund ein Gesicht. Das meine ich nicht böse. Viele Menschen brauchen nicht nur beim Sport einen Trainingspartner. Das Erfolgsgeheimnis vieler Diätkonzepte ist die Gruppendynamik. Böse Worte sind vom Umtausch nicht ausgeschlossen. Detox bedeutet Ausnahmezustand. Was beim Fasten passiert, soll auch beim Fasten bleiben. Wer gemeinsam im Boot sitzt, verpasst dem anderen den notwendigen liebevollen Arschtritt, wenn der grade mal das Ruder flattern lässt. Sie haben die Wahl. Sind Sie zufällig ein Mann, hat vielleicht Ihre Frau auch Lust mitzumachen. Sind Sie eine Frau – schicken Sie Ihren Mann übers Wochenende nach Mallorca. Ich hoffe, Sie wissen, wie es gemeint ist. Apropos Mann, es gibt ja immer noch Exemplare dieser Gattung, die glauben, wir Frauen gehen nur auf die Toilette, um uns den Lidstrich nachzuziehen! Wenn Sie bei diesem Glauben bleiben möchten, blättern Sie bitte weiter zu Seite 54. An alle anderen: Es geht los!

3 TAGE MIT ALLEM – AUSSER GEWOHNTEM ESSEN

Starten Sie Ihren Tag wie beim Quickie ebenfalls mit einer Bauchmassage, der tiefen Bauchatmung und suchen Sie sich eine der Getränkemöglichkeiten aus (Hinweise dazu s. S. 178ff). Wenn Sie zum ersten Mal fasten, ist es wirklich sinnvoll, ein paar Hilfsmittel wie Bittersalz oder anderes zu nutzen. Die meisten Bücher schweigen darüber. Aber Ihr Körper könnte etwas überrascht sein von Ihrem plötzlichen Willen, sich etwas Gutes zu tun. Dazu kommen eventuell unliebsame Mitbewohner wie Pilze und Bakterien, die sich in einer fauligen Atmosphäre im Darm wesentlich wohler fühlen. Die werden Ihr Vorhaben, mal gründlich aufzuräumen, ebenfalls durchkreuzen wollen. Jeder Mensch verfügt über jede Menge Darmflora, also Mikroorganismen, Bakterien und Gedöns. Im Idealfall bekommt man bei der Geburt von seiner Mutter die richtige Dosis und Mischung mitgeschickt. Ein großer Vorteil natürlicher Geburten gegenüber einem

»SIND SIE EINE FRAU – SCHICKEN SIE IHREN MANN ÜBERS WOCHENENDE NACH MALLORCA. ICH HOFFE, SIE WISSEN, WIE ES GEMEINT IST.«

Kaiserschnitt. Aber man kann es sich leider nicht immer aussuchen.

Im Laufe des Lebens verändert sich außerdem das Darmmilieu. Durch Stress, Zucker, Fastfood und Co. beginnen die Fäulnisbakterien, sich zu vermehren, und wenn es ganz blöd für Sie läuft, kommen noch ein paar Pilze dazu. Und all diese fangen an, immer aufdringlicher nach Zucker, Weißmehl und Fastfood zu rufen. Natürlich rufen sie nicht wirklich. Obwohl, manchmal, wenn man sein Ohr ganz dicht auf einen dieser aufgeblähten Bäuche legt, könnte man durchaus meinen, dass dieses Gurgeln und Gluckern ein mittelleises »Füttere mich!« transportieren soll. Wenn Sie nun plötzlich die Menge an Zucker reduzieren und wesentlich mehr Ballaststoffe zu sich nehmen, vielleicht mehr als insgesamt in Ihrem ganzen bisherigen Leben, werden Mr Pilz und Frau Fäulnisbakterie alles daran setzen, um Sie wieder auf die dunkle Seite des Kühlschranks zu ziehen. Und ja, es kann sein, dass Sie pupsen müssen. Weil Ihre aktuelle Flora-Zusammensetzung so viel Grünzeug einfach nicht gewohnt ist.

Was gegen Verdauungskarneval gut hilft, ist viel stilles Wasser trinken, den Tag mit Bittersalz und Co. beginnen, wenn alles nichts hilft, einen Einlauf machen und nicht verzweifeln. Dieser Heißhunger auf Süßes geht vorbei. Die Pupserei sowieso und in ein paar Tagen werden Sie herrlich darüber lachen können. Übrigens hat man bei Untersuchungen festgestellt, dass Paare oft eine ähnliche Zusammensetzung des Mikrobioms, also der Darmflora, besitzen. Ob das bei einer Trennung neu aufgeteilt wird, ist allerdings nicht überliefert.

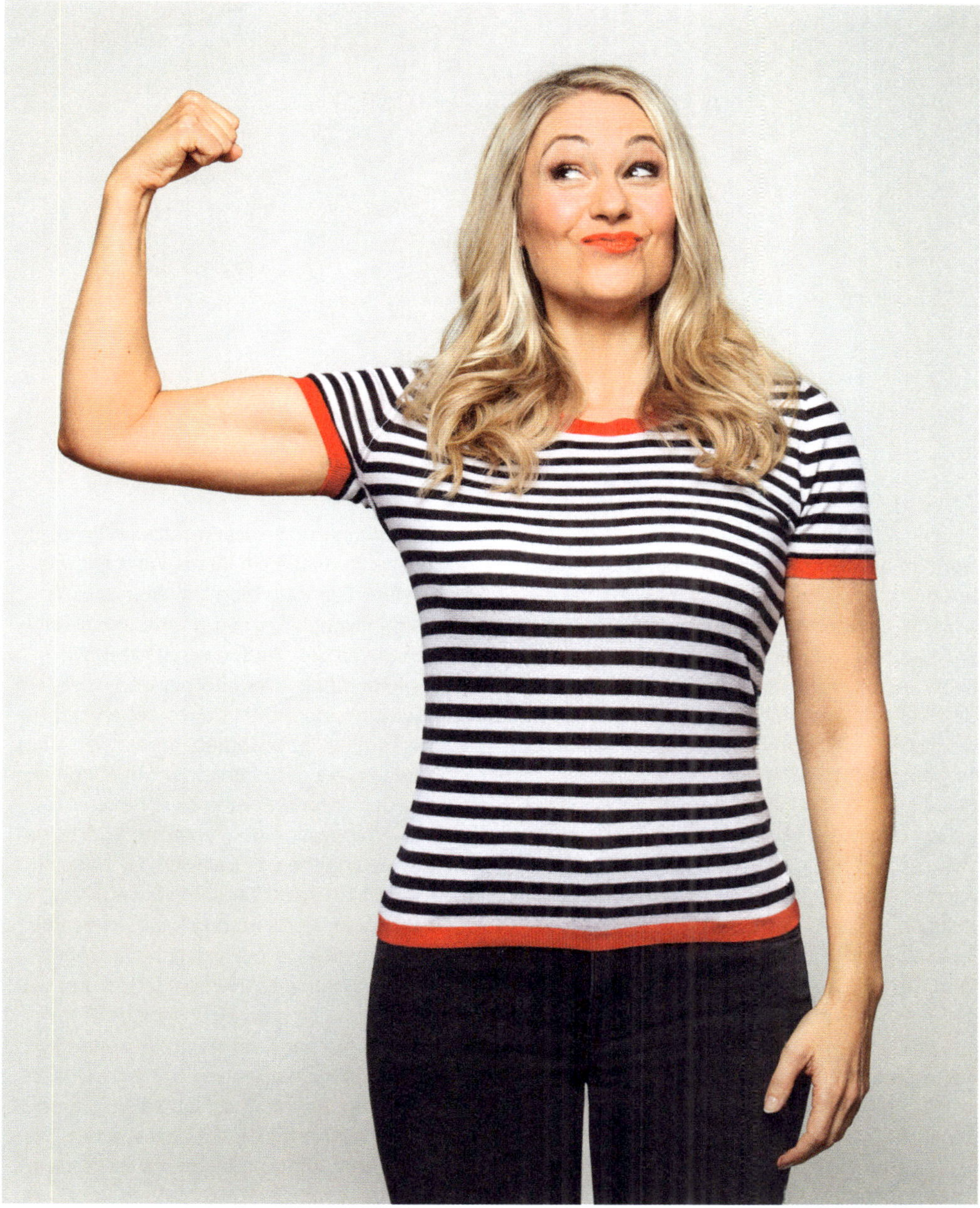

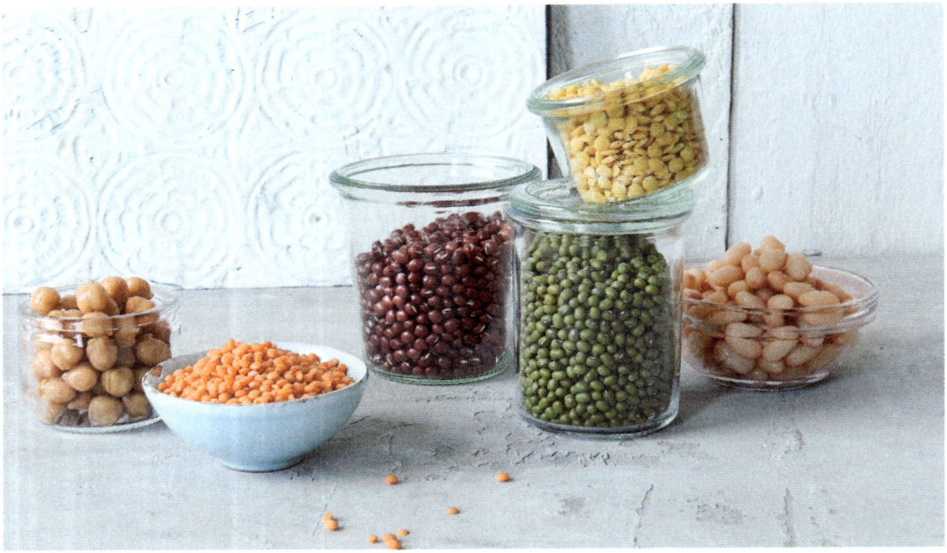

ZEIT FÜR RUHE – UND BEWEGUNG

Gönnen Sie sich Leberwickel. Ein Leberwickel unterstützt die Entgiftung und geht ganz einfach. Ein kleines Handtuch mit warmem Wasser nass machen und von außen auf die Leber legen. Die Leber befindet sich unterhalb des rechten Rippenbogens und mag es gerne warm und feucht. Im Grunde ist sie wie ein Tropentierchen. Wenn Sie zu Nachmittagstiefs neigen, ab 16, 17 Uhr oft einen Durchhänger haben und müde und lustlos sind, ist so ein Wickel ebenfalls genau richtig. 20 Minuten reichen schon aus. Länger geht immer. Befestigen Sie nun eine Wärmflasche über dem feuchtwarmen Tuch. Am besten geht das mit dem Gürtel eines Bademantels. Oder Sie tragen ein engeres Shirt darüber. Legen Sie sich hin, wenn Sie die Zeit dazu haben, zünden eine Kerze an und entspannen sich, indem Sie wie im Kapitel »Quickie« tief in den Bauch ein- und ausatmen (s. S. 45). Stellen Sie sich dabei vor, wie Sie alles Schlechte ausatmen und sich mit frischer neuer positiver Energie aufladen.

Ablenkung hilft und unterstützt den Prozess des Loswerdens. So ein Detox-Wochenende bietet natürlich viele Möglichkeiten, auf unterschiedlichen Ebenen zu entschlacken. Achten Sie bitte darauf, dass Sie in Bewegung bleiben und Ihrem Körper und vor allem dem Lymphsystem die Chance geben, richtig aus dem Vollen zu schöpfen. Inzwischen ist Sitzen das neue Rauchen, oder um es mit den Worten des Techno-Poeten H. P. Baxxter zu sagen: »Move your ass!« Moderate Sportarten wie Spazierengehen, Hula-Hoop, Gymnastik oder Yoga sind ideal. Tägliche Bewegung baut Stresshormone ab und kann somit Ihre Lebenszeit verlängern. Bewegung verzögert den Alterungsprozess, weil sie Zellen und das Gewebe reinigt, sodass sich weniger Stoffwechselabfälle darin sammeln. Besonders effektiv im Bereich »Healthy Aging«, wie man so schön sagt, ist der Intervalltrainingsmodus. Das heißt, Aufwärmphase, kurze Wechsel zwischen Anstrengung und lockeren Phasen, Abkühlphase bzw. Stretching. Alles, was Spaß macht, ist erlaubt und hilft. Außer extremem Sport, der wiederum in Ihrem Körper zu viel Säuren produzieren lässt.

SHORTIE SIMPLE & PLUS

Natürlich tauchen Sie beim Shortie innerhalb eines Wochenendes nicht allzu tief ins Fasten ein und finden umso schneller auch wieder hinaus. Dennoch empfehle ich Ihnen nach diesen drei Tagen NICHT direkt mit einem ausgiebigen Schweinshaxen-Frühstück das Fasten zu brechen. Und vielleicht sind Sie ja sogar auf den Geschmack gekommen und verlängern. Oder kommen wieder. Ihr Körper würde sich sicher freuen.

Zum Frühstück wählen Sie jeweils aus den Ideen im Rezeptteil des Buches, die mit »ab Tag 1« gekennzeichnet sind. Buddha-Bowls oder Kartoffel-Kreationen sind leicht umzusetzen und sorgen für Abwechslung. Abends wählen Sie aus den Suppen und kombinieren diese bei großem Hunger mit den Crackern.

Wenn Sie die Möglichkeit haben, gehen Sie in die Sauna oder gönnen sich eine Tiefengewebsmassage. Planen Sie pro Tag etwa eine halbe Stunde für mentale Übungen ein. Entweder nach dem Aufstehen oder vor dem Schlafengehen.

ZUSAMMENFASSUNG

- Ideal sind drei Mahlzeiten am Tag, zwischen denen 4–5 Stunden Abstand eingehalten werden sollte. Essen Sie sich satt, aber überessen Sie sich nicht.
- Unterstützen Sie Ihre Leber mit einem Leberwickel.
- Nutzen Sie die Zeit für mentale Übungen.
- Ablenkung hilft: Treiben Sie Sport, meditieren Sie oder sortieren Sie Ihren Kleiderschrank aus. Wenn Sie beschäftigt sind, denken Sie nicht so schnell an Schokolade.
- Basenbäder und Massagen unterstützen den Entgiftungsprozess.
- Meiden Sie Genussgifte wie Zucker, Koffein, Nikotin, Alkohol sowie unnötigen Stress.

»Besonders effektiv im Bereich ›Healthy Aging‹, wie man so schön sagt, ist der Intervalltrainingsmodus.«

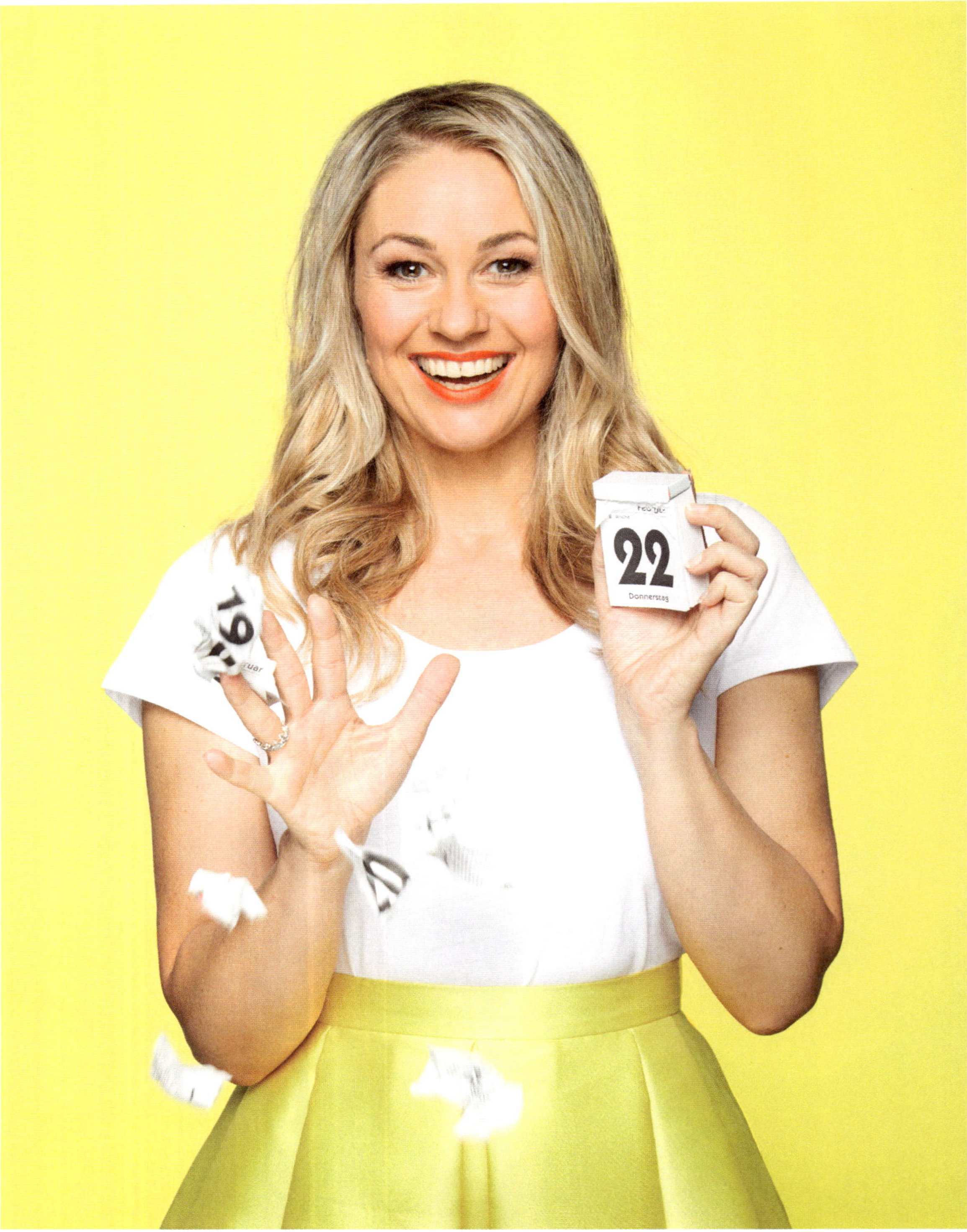
22
Donnerstag
19

KURZ-
DETOX

KURZ-DETOX – EIN ENTZUG KOMMT SELTEN ALLEIN

Es war nicht der schlichte Speiseplan, der mir bei meinem ersten Detox aka Azidosekur schwergefallen ist. Täglich Kartoffeln zu futtern und Gemüsesuppe zu löffeln war wirklich O. K. und machbar. Aber der Verzicht auf Kaffee hat mir deutlich gezeigt, wo der Hund begraben liegt. Hallelujah. Der Entzug war HART, SCHMUTZIG und GEMEIN! Und es sind böse Worte gefallen. Vielleicht wird es Ihnen ähnlich ergehen, vielleicht fällt Ihnen aber auch der Verzicht auf Zucker schwerer oder auf Fleisch, auf Alkohol oder Ihre Fertigpizza am Wochenende. Doch egal wie fies und laut die Stimmen in Ihrem Kopf werden, denken Sie daran, es geht vorbei. Sie machen das Ganze freiwillig und zu Ihrem Wohlergehen.

> »Verzicht ist gut. Es gehört zum Fasten. Aber die Quälerei hat Grenzen.«

KÖRPER UND GEIST NICHT ÜBERFORDERN

Besonders leidenschaftlichen Naschkatzen und Koffeinjunkies rate ich, diesen ersten Entzug losgelöst vom Detoxen zu vollziehen. Verzicht ist gut. Es gehört zum Fasten dazu, weil es nicht nur körperlich entlastet, sondern auch im Kopf vieles verdeutlichen kann. Aber die Quälerei hat Grenzen. Sollten Sie zu den Menschen gehören, die ohne zwei Liter Kaffee am Tag nicht überlebensfähig sind und die grundsätzlich immer etwas Süßes zwischen den Kiemen haben, starten Sie bitte separat vom Detoxen, binden sich an einen Heizkörper fest und stellen Sie einen Wassereimer parat, falls Sie sich übergeben müssen. Gut, ganz so schlimm wird es nicht. Obwohl das Zuckersuchtzentrum im Gehirn genau von der selben Stelle gesteuert wird, wie das für Heroin. Natürlich mit wesentlich kleineren Impulsen.

Für den Entzug setzen Sie sich bitte auch ein zeitliches Ziel, zum Beispiel drei Tage, und verbannen Sie wirklich alles von Ihrem Speiseplan, was Industriezucker und einen hohen Anteil an Fruchtzucker enthält. Dann fällt es leichter. Je nachdem, was für ein Suchtmensch Sie sind, sollten Sie auch auf besonders süße Obstsorten verzichten, das muss aber in Vorbereitung für ein Detox nicht unbedingt sein.

Ich kann mich noch gut an meinen Zuckerentzug erinnern. Ich nenne ihn rückblickend liebevoll »Zombiealarm« und werde nie vergessen, dass mein Gehirn tatsächlich anfing, mit mir ernsthaft zu verhandeln. Ja, es gibt sie wirklich, diese Stimmen im Kopf, die einen

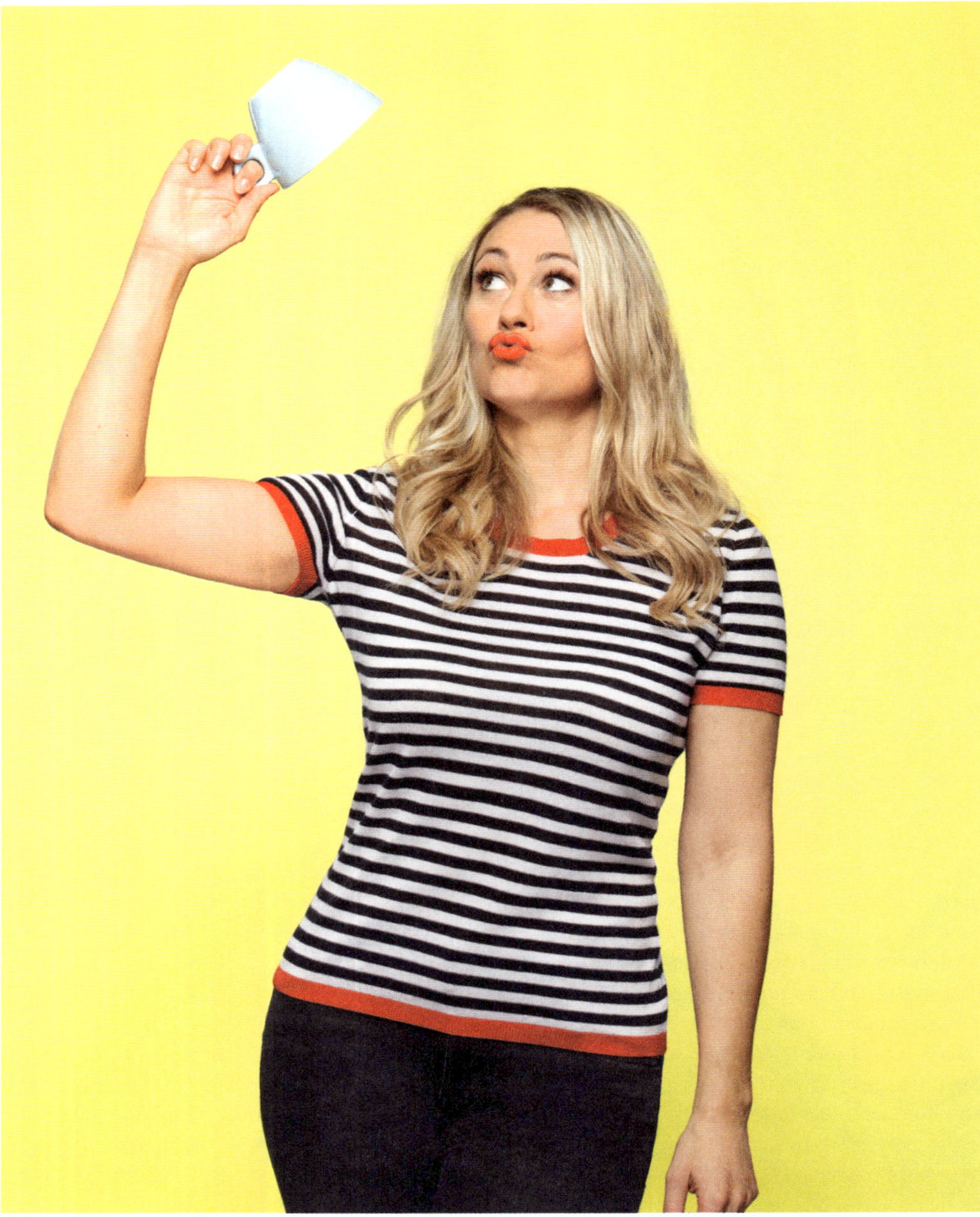

bis in die tiefsten Träume verfolgen und einen zwingen, tonnenweise Torte zu futtern. Was mir persönlich tatsächlich sehr geholfen hat, war, den Eiweißanteil in meinen Mahlzeiten zu erhöhen. Eiweiß sättigt und macht in Verbindung mit guten Fetten tatsächlich zufrieden. Gestalten Sie also Ihre drei Mahlzeiten am Tag gerne mit reichlich Hülsenfrüchten, wenn Sie diese vertragen, mit Eiern und Fisch und Fleisch, wenn Sie kein Vegetarier sind. Auch eine halbe Avocado, ein paar Nüsse oder etwas gutes Olivenöl wirken Wunder.

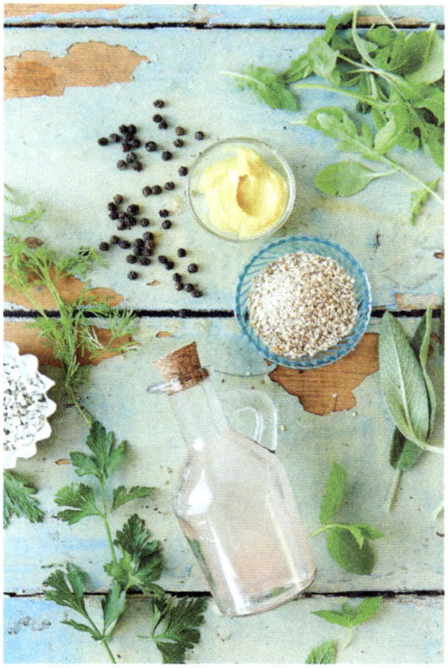

Ein weiterer Tipp: Bittertropfen oder Pulver, wenn Sie komplett auf Alkohol verzichten müssen. Bittertropfen sind Kräutermischungen, die so abgestimmt sind, dass Sie zum einen die Verdauungssäfte im Körper ausgleichen. Das heißt, zu viel Magensäure wird reduziert, zu wenig wird erhöht ebenso wie der Gallenfluss (für die Fettverdauung) angeregt wird. Bitterstoffe erhöhen aber auch die Peristaltik, also die Muskelkontraktion, die dafür sorgt, dass unsere Nahrung vom Mund über die Speiseröhre in den Magen, durch den Darm und von dort wieder hinaustransportiert wird.

TYPFRAGE KAFFEE-DETOX

Womit wir beim zweiten Suchtthema wären – für die, die es betrifft: dem heißen, cremig schmeichelnden Becher Kaffee, der uns lecker sanft aus dem Halbschlaf küsst und uns täglich zeigt, dass wahre Liebe durchaus in eine Tasse passen kann, wenn man das nur möchte. Und ich jetzt so als Gesundheitstrulla: Koffein ist nicht nur ein starker Säurenbilder, es setzt den Körper unter Stress. Es puscht die Nebennieren und quetscht noch den letzten Rest Lebenswillen aus Ihnen heraus, bis sie dann völlig ausgelaugt überhaupt kein Cortisol (unser Antriebshormon!) mehr von sich geben können. Es reizt die Darmschleimhaut. Der Impuls, nach einer Tasse Kaffee zur Toilette zu müssen, ist einzig und alleine die Reaktion Ihres Darmes, das schädliche Koffein schnell wieder loswerden zu wollen. Und es macht abhängig. Punkt.

NIE MEHR KAFFEE?

Es ist natürlich erstmal eine Herausforderung, aufeinander zu verzichten. Fast, als hätte man sich von einem langjährigen Partner getrennt. Was sag ich »fast«? Es ist doch eigentlich wirklich so. Überall, wo

»FASTEN IST NICHT NUR GUT, UM LOSZULASSEN. VIELE BESCHWERDEN VERSCHWINDEN AUCH AUS DEM GRUND, WEIL ALLE REZEPTE OHNE GLUTEN, MAIS, SOJA UND MILCHEIWEISS AUSKOMMEN.«

Sie hinkommen, es duftet nach ihm, er steht schon auf Ihrem Platz am Frühstückstisch, bei jeder Besprechung, er ist schon da. Kaffee steht für Gewohnheit, Wachheit, gemeinsame positive Erinnerungen und vor allem für Genuss. Ich habe drei Jahre komplett auf Koffein verzichtet und ich muss sagen, das war die bisher härteste Erfahrung, was Süchte angeht. Ich war in meinen frühen Zwanzigern wirklich ein Partygirl. Geraucht, gesoffen, gefeiert, mit allem Drum und Dran. Als ich in meinen Dreißigern plötzlich das Koffein aufgeben sollte, mein lieber Herr Gesangsverein, ditt war 'ne Kiste. Und ich spreche gar nicht mal vom körperlichen Entzug, der hatte sich tatsächlich schnell gelegt. Davor brauchen Sie keine Angst zu haben. Aber diese ständige Präsenz, dass man permanent einen Kaffee angeboten bekommt … Irgendwann wurde mein freundliches »Nein, danke« zu einem leicht spitz verkniffenem »Nein, ichtrinkekeinenkfffe!«

Das Allerschlimmste aber war der fehlende Genuss. Man kann noch so kreativ sein, aber Ersatzprodukt bleibt Ersatzprodukt. Getreidekaffee fällt bei Glutenunverträglichkeit weg, Carob und Kakao sind lecker, aber komplett anders, nur gerösteter Lupinenkaffee kommt ansatzweise heran, ist aber kaum zu kriegen und als Pulver auch nicht das Wahre. Grüner und schwarzer Tee helfen zumindest bei Müdigkeit, Hafertee – tatsächlich auch mit Hallo-Wach-Effekt ganz ohne Nebenwirkungen – und zahlreiche Kräuterteemischungen stehen für die ewig Wachen natürlich auch zur Verfügung. Aber diese »Me-Time«, wie man Neudeutsch so schön sagt, eben dieses »nur wir zwei, mein Käffchen und ich« ersetzt so schnell keiner. Inzwischen trinke ich übrigens eine Mischung aus Kaffee und getrockneten Reishi-Pilzen. Klingt jetzt komisch, schmeckt aber wirklich extrem lecker. Heilpilze können die starken Säurebildner im Kaffee neutralisieren und in der Mischung selbst ist kaum Koffein enthalten.

FASTEN GÄNZLICH UNDOGMATISCH

Fasten ist nicht nur gut, um loszulassen. Viele Beschwerden verschwinden auch aus dem Grund, weil alle Rezepte ohne Gluten, Mais, Soja und Milcheiweiß auskommen. Diese vier sind laut Funktionalmedizin die häufigste Ursache für chronische Entzündungen und können Autoimmunreaktionen auslösen. Entzündungen verursachen nicht nur Schmerzen, sondern beschleunigen den Alterungsprozess. Ganzheitliches Detoxen kann vieles wieder ins Lot bringen, weil vernachlässigte Organe wie Nieren, Leber und Darm endlich wieder unbelastet ihrem eigentlichen Job nachgehen können. Das Fasten bietet eine gute Möglichkeit, sich mit dieser Ernährungsform sinnvoll auszuprobieren und gleichzeitig festzustellen, dass man nicht jeden Tag Fleisch essen MUSS, um sich gut und fit zu fühlen. Ganz im Gegenteil. Ich würde mich selbst allerdings keiner Ernährungsgruppe anschließen wollen. Ich esse auch tierische Produkte, aber eben nicht aus Massentierhaltung.

DIE SÄUREN REDUZIEREN

Alle drei Makronährstoffe – Kohlenhydrate, Eiweiß, Fett – sind wichtig. In den ersten sieben Tagen des Fastens wird aber deutlich mehr auf Nahrungsmittel Wert gelegt, die den Körper mit Mikronährstoffen versorgen, Säuren lösen und keine neuen produzieren. Gemüse, Knollen und Saaten bilden die Grundlage. Mit Ausnahme der Butter bzw. dem Ghee, welches aber frei von Milchproteinen ist, werden Sie in dieser Zeit eine vegane Ernährungsweise kennenlernen. Das bedeutet nicht, dass jede Art der veganen Ernährung gesund ist. Man muss gut informiert sein, um sich komplett frei von tierischen Produkten vollwertig zu versorgen. Gerade das Thema Eiweiß erfordert jede Menge Wissen.

SICH GLÜCKLICHER ESSEN

Ein klarer Vorteil ist jedoch ein Effekt, den ich liebevoll den Tryptophan-Bus nenne. Tryptophan ist die Aminosäure, aus der unser Körper Serotonin herstellen kann, ein Hormon, welches Zufriedenheit und Glücksgefühle verursacht, und Melatonin, ein Hormon, welches die Schlafqualität beeinflusst. Dazu sind viele Faktoren notwendig. Eine große Herausforderung für unseren Körper ist es, dieses Tryptophan mithilfe des Insulins über die Blut-Hirn-Schranke zu transportieren. Insulin haben Sie sicher schon mal in Zusammenhang mit Diabetes mellitus gehört. Dieses Hormon wirkt nicht nur wie ein Schlüssel und bringt die Glukose, den Treibstoff, in die Zellen, damit der Motor wieder läuft. Insulin fungiert auch wie ein Bus, um das Tryptophan ins Hotel Hirn zu transportieren. Leider ist das schüchterne Tryptophan nicht der einzige Fahrgast, da wollen noch einige mehr zusteigen. Aminosäuren, also Proteine aus tierischem Eiweiß zum Beispiel, die zum Hotel Muskel wollen. Die gehören leider zu den Fahrgästen, die anderen den Sitzplatz wegnehmen, weil sie wesentlich dreister und kräftiger sind.

Das bedeutet, ein entspanntes Frühstück aus vollwertigen Kohlenhydraten, pflanzlichem Eiweiß und Früchten erhöht die Chancen auf eine Umwandlung von Tryptophan ins Glückshormon Serotonin, ebenso wie ein Abendessen ohne tierisches Eiweiß die Umwandlung in Melatonin erleichtert. Dann können Sie besser schlafen, Ihr Körper und Ihr Immunsystem regenerieren effektiver, und Sie starten morgens wieder gut gelaunt und fit in den Tag. Natürlich sind diese Vorgänge im Körper wesentlich komplizierter und wiederum von vielen anderen Vorgängen sowie von Vitaminen und Mineralstoffen, zum Beispiel B-Vitaminen und Magnesium, abhängig. Aber es zeigt mal wieder sehr deutlich, wie wichtig eine gute Zusammenstellung unserer Nahrung sein kann, wenn es um Hormone und unser Wohlbefinden geht.

TEUER SIND NUR DIE ANDEREN

Und jetzt kommt noch eine gute Nachricht: Die erste Woche Fasten lässt sich wahnsinnig kostengünstig gestalten. Frei nach dem Motto »sehr simpel, sehr basisch« brauchen Sie nicht viel für Ihr Glück, stattdessen purzeln die Wasserpfunde und Sie werden nach diesen sieben Tagen tatsächlich schon Erfolge sehen. Alle Rezepte »ab Tag 1« stehen Ihnen zur Verfügung. Wählen Sie sich dazu aus den »Ganzheitlichen Maßnahmen« etwas aus, was Ihnen zusagt (s. S. 178ff). Die Übungen aus dem Kapitel »Mentales Detoxen« (ab S. 90) verstärken den nachhaltigen Erfolg.

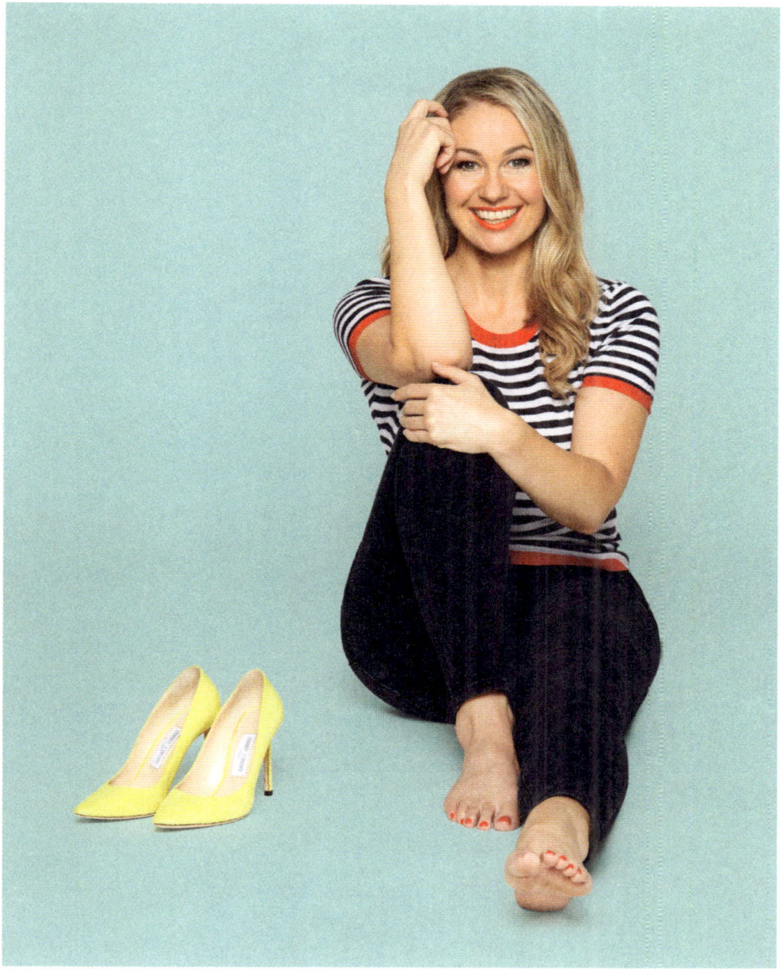

ZUSAMMENFASSUNG

- Eigenverantwortung übernehmen.
- Basisch und einfach essen, schwer verdauliche Kombinationen ersetzen.
- Auf Kaffee bzw. Koffein verzichten, entlastet nicht nur den Darm, sondern unterstützt die Nebennieren und die Leber.
- Eine gute Planung erleichtert die Zubereitung.
- Ergänzen Sie Ihren Speiseplan nachmittags mit Gerstengrassaft.
- Für den Notfall immer einen gesunden Snack dabeihaben.

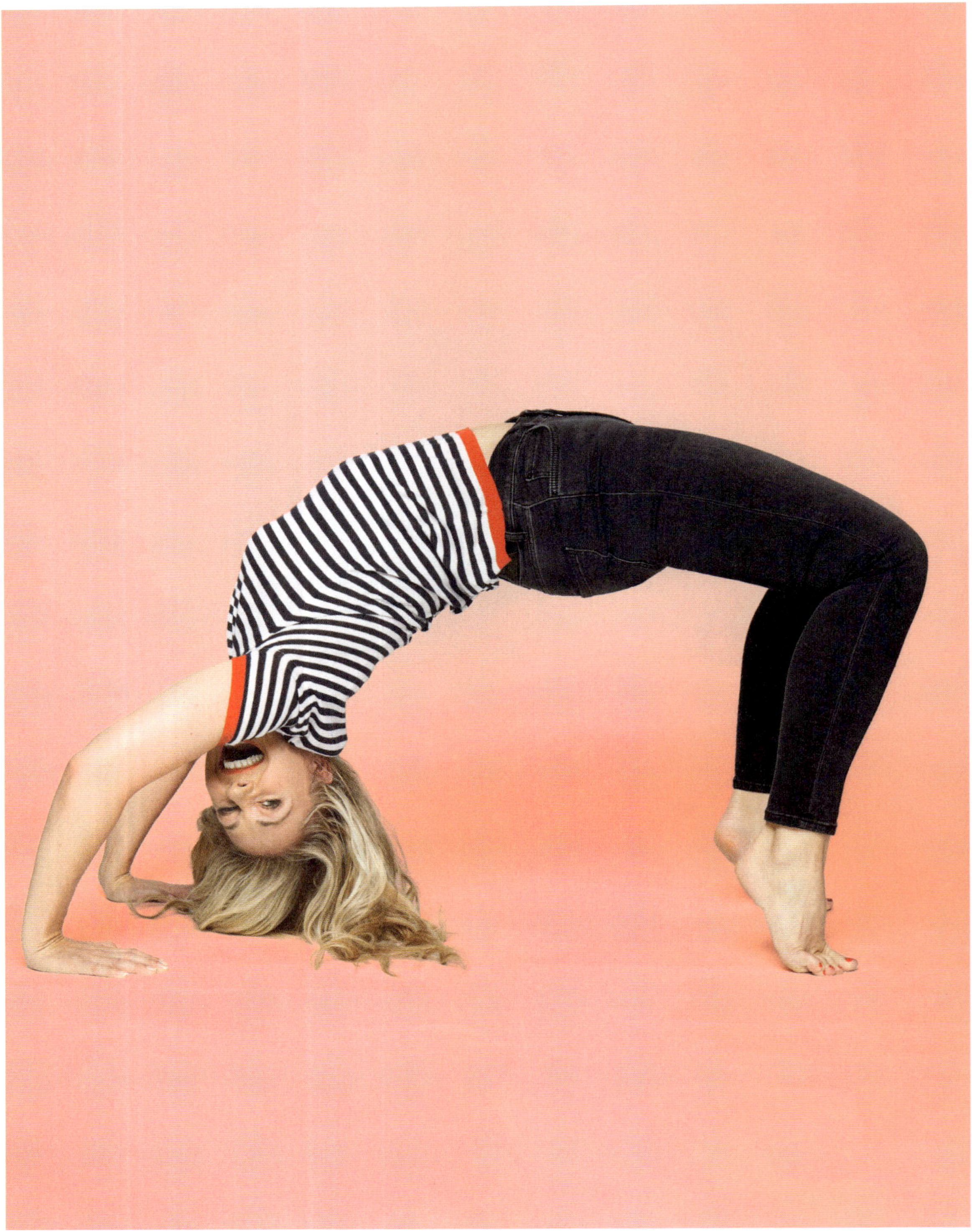

180°

4 Wochen für ein besseres Bauchgefühl

180°

TAUSCHE ALTE GEWOHNHEITEN GEGEN FABELHAFTEN NEUANFANG

Jetzt wird es endlich ernst. Oder, wie der Bayer sagt: This is the real shit! Drei bis vier Wochen braucht der Körper, um sich an etwas Neues zu gewöhnen. Sei es nun eine neue Sportart, eine Ernährungsweise oder eben irgendetwas, das auftaucht und den üblichen Gewohnheiten im Leben entgegensteht.

ÜBUNG MACHT BEKANNTLICH DEN MEISTER …

Ich bin am Anfang einer neuen Sache stets am Verzweifeln – hauptsächlich an meiner Ungeduld. Das einzige, was Sturköpfen wie mir in solchen Situationen hilft, sind Erfahrungswerte.

Ich erinnere mich noch gut an meine ersten Nebenjobs. Um mir etwas Geld dazuzuverdienen, habe ich nach der Schule im Supermarkt an der Kasse gearbeitet. Das hieß, stundenlang Preise in die Tasten tippen. Wenn diese nicht ausgezeichnet waren, hat das natürlich den Verkehr aufgehalten und die Schlange der Kunden wurde immer länger. Um Chaos zu vermeiden, habe ich alle Preise für Brot, Butter und Küchentücher auswendig gelernt. Dann wurde das System auf Scannerkassen umgestellt. Da waren sie wieder, meine drei Probleme. Die Lebensmittel bekamen einen Code aufgeklebt und Obst und Gemüse eine dreistellige Zahlenkombination. Ich bin anfangs schier verzweifelt, weil ich das Gefühl hatte, mir nichts merken zu können. Frau Ruth, Miss Ungeduld auf zwei Beinen, wäre am liebsten jedes Mal in eine Zeitschleife abgetaucht, wenn die neuen Zahlencodes nicht sofort im Köpfchen parat waren.

In Wahrheit dauerte die Umgewöhnung natürlich nur wenige Wochen. Um genau zu sein, waren es knapp drei, und schwupps, war alles im Moschnerschen Matschhirn fest verankert und fein säuberlich zwischen den Strohballen einsortiert. Ähnlich erging es mir bei der Post, meinem zweiten sehr prägenden Nebenjob und, wie ich finde, einem der härtesten Berufe ever. Briefe sortieren, schleppen und austragen ist wirklich nichts für Weicheier. Wer den zweiten Schritt vor dem ersten tut, fällt schneller auf die Schnauze.

… UND DIE MÜHE LOHNT SICH

Seien Sie versichert: Wenn Menschen wie ich, die ihr Leben lang öfter die Wand als die Tür nehmen, um sich einen Weg zu bahnen, trotzdem irgendwie vorankommen, dann schaffen Sie es auch, für vier Wochen Ihre Ernährung umzukrempeln. Sie haben mit dem richtigen Detox die Chance auf ein längeres, gesünderes, vitaleres Leben, können, ohne groß zu hungern, überflüssige Pfunde und Einlagerungen loswerden, Ihr Hautbild und die Launen verbessern und die Schlafqualität steigern. Wer mithilfe der Ernährung Entzündungen reduziert, beugt dem sogenannten »Entzündungsaltern« genauso vor wie anderen chronischen Krankheiten, die durch

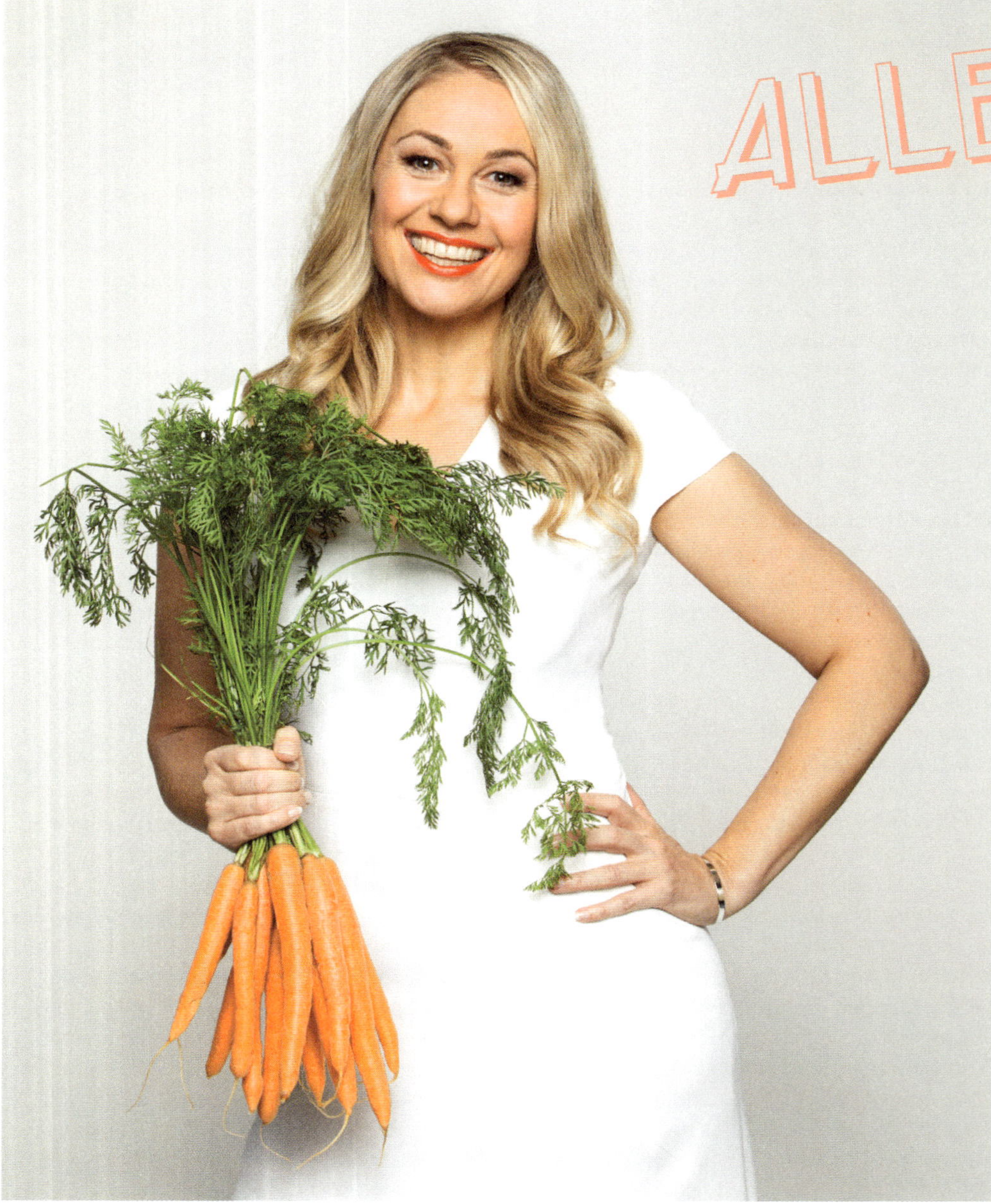

ALLES

AUF
NFANG

Industrienahrung ausgelöst werden können. Rock 'n' Roll!!!

Oder eben auch nicht. Denn Sie können noch so viele Pfunde verlieren, wenn Sie Ihre innere Einstellung behalten, werden Sie immer wieder am selben Punkt landen oder sogar einen Schritt zurück machen, weil die Kontrolle die Selbstwahrnehmung vernebelt.

MANGEL IM ÜBERFLUSS

Nur eine ganzheitliche Herangehensweise bietet die Chance, die Ursache der Beschwerden zu bekämpfen. Eine dauerhafte körperliche Veränderung geht mit der mentalen Arbeit Hand in Hand.

Nicht immer ist nur das »Zu-viel-Essen« Grund für Übergewicht. Persönliche Erfahrungen haben manchmal mehr Einfluss auf Hormone, Verdauung und Leistungsbereitschaft, als man glaubt. Aber gerade Essen ist für viele wie eine Religion geworden: Im Fastfood-Tempel erinnern uns vollkommen ballaststofffreie Burgerbrötchen an süße Muttermilch. Hier muss der Kunde nicht einmal mehr kauen, um zu futtern. Clean Eating soll Essen frei von jeglicher Sünde sein. Nicht zu vergessen die strengen Gebote des Veganismus: Missionieren des Umfelds, das Wohlbefinden der Tiere über das Eigene stellen und sich beschimpfen lassen, wenn man mal nicht alle Ideale perfekt erfüllt. In keiner anderen Ernährungsweise prallen Emotion und leider auch Aggression so lautstark aufeinander. Obwohl es doch eigentlich die friedlichste Art zu essen ist.

Jedes Extrem macht deutlich, wie eng unsere Art zu leben mit der Art, wie wir uns ernähren, verbunden sein kann. Der Lebensmitteleinkauf wird zum Glaubensbekenntnis. Hungersnöte können wir Erste-Welt-Esser uns kaum vorstellen. Das Sortiment im Supermarkt lässt keine Wünsche offen. Dennoch haben viele Menschen inzwischen durch stark industriell verarbeitete Lebensmittel Mangelerscheinungen. Die Nahrungsaufnahme wird missbraucht und zur Ersatzbefriedigung. Einsamkeit, Langeweile, Frust – es ist verlockend, seine innere Leere kurzfristig mit Essen zu stopfen. Viele Kinder kennen Süßigkeiten als Belohnungsritual und übertragen das später bis ins Erwachsenenalter. Auch der zwanghafte Fokus auf vermeintliche körperliche Mängel, sich auf eine starke Hüfte oder einen weichen Bauch zu reduzieren und sich deshalb der Nahrung komplett zu entziehen und zu hungern, lenkt nur vom Wesentlichen ab und nährt die innere Unsicherheit.

SYMPTOME RICHTIG DEUTEN

In der ganzheitlichen Naturheilkunde übersetzt man viele chronische Krankheiten auch gerne ins echte Leben. So ist Reizdarm oft das Ergebnis ungeeigneter Ernährung und einer Darmflora, die aus dem Gleichgewicht geraten ist. Menschen, die sich gerne ausnutzen lassen, neigen zu einer solchen

Dysbiose, auch zu Parasitenbefall und Pilzen und können durch das Erkennen dieses Zusammenhangs besser lernen, Grenzen zu ziehen. Übersäuerung, Leber- und Gallenprobleme zeigen, dass Konflikte nicht gelöst, sondern geschluckt und gestaut werden. Verstopfungen stehen für die Schwierigkeit, nicht loslassen zu wollen, oder gar für Scham. Während Durchfall ein Signal dafür ist, etwas loswerden zu wollen, was nicht guttut. Aufgestaute Emotionen inklusive. Der mentale Einfluss auf unsere Biochemie ist nicht zu unterschätzen, und das zeigt uns unser Körper oftmals sogar recht deutlich mit einer derartigen Reaktion.

In unserer modernen Gesellschaft müssen wir jedoch ohne zeitliche Einschränkung funktionieren. Das ist auf den ersten Blick durchaus nachvollziehbar. Wann passt es schon, krank zu sein? Besser man blockt die Symptome ab und unterdrückt sie mit einer Chemiekeule. Ignoriert man die Signale aber zu oft, macht das erst recht krank. Und dann reicht ein Schmerzblocker alleine nicht mehr aus.

MOTIVATION UND DURCHHALTEVERMÖGEN

Damit Sie vier Detox-Wochen gut durchhalten, essen Sie sich satt. Im Gegensatz zum klassischen Fasten ohne Futtern sollen Sie keinen Hunger verspüren. Sicherlich wird es etwas dauern, bis Sie die richtigen Portionen für sich herausgefunden haben. Tasten Sie sich langsam heran und essen Sie wenig verarbeitete Lebensmittel.

Eine wichtige Rolle im Zusammenhang mit Essen und Nichtessen spielen neben dem

» WIE IMMER GEHT ES UM DIE RICHTIGE BALANCE. MEINE ANTWORT AUF DIESEN HORMON-FASCHING IST – SIE AHNEN ES: BASENFASTEN. «

Insulin (s. S. 64) auch die Hormone Leptin und Ghrelin. Ghrelin ist für unser Hungergefühl zuständig, Leptin unter anderem für die Sättigung und die Erhöhung der Körpertemperatur, d. h. es zügelt den Appetit und fördert den Stoffwechsel. Dazu nur zwei Aspekte: Leptin, der Appetitzügler, wird vorwiegend in den Fettzellen des Bauches produziert. Sind aber zu viel Fett und zu viel Leptin vorhanden, unterdrückt das den Drang nach Bewegung, also zum Sport zu gehen. Wer zudem zu viel Frittiertes oder Zuckerhaltiges isst, hemmt dadurch indirekt zusätzlich die Wirkung von Leptin. Noch Fragen? Richtig, jede Menge. Die Wissenschaft dazu ist noch recht jung, aber dennoch interessant, denn auch hier geht es um die richtige Balance. Meine ganz persönliche Antwort auf diesen Hormon-Fasching ist – Sie ahnen es: Basenfasten. Hier wird alles im Körper wieder in Einklang gebracht, und im Idealfall erhält unser Körper die Fähigkeit zurück, alles wieder selbst zu regulieren.

FASTEN FÜR JEDEN GELDBEUTEL

Schaut man sich die ganzen neumodischen Detox-Programme im Internet oder in einschlägigen Luxuskliniken an, ist Fasten nichts für arme Leute. Es gibt Kuren mit Krankenhausaufenthalt, die mehrere Tausend Euro die Woche kosten. Insider ganz besonders betuchter Natur nutzen solche Örtlichkeiten übrigens inzwischen gerne, um gleichgesinnte reiche Singles kennenzulernen. Schön, wenn man bei der Hochzeit auf die Frage: »Na, wo habt ihr euch denn kennengelernt?« antworten kann: »Wir saßen bei der Hydro-Colon-Behandlung nebeneinander, und es lief sofort richtig gut zwischen uns!« Auch Rundum-sorglos-Saftkuren, Müslimischungen und Co. sind nichts für leere Geldbeutel, und das, obwohl man doch eigentlich auf so vieles verzichten soll. Klar, es wird einem tatsächlich einiges an Arbeit abgenommen. Aber man bezahlt für den grünen Lifestyle auch gleich mal mit …

Doch Detoxen muss nicht teuer sein. Deshalb habe ich hier ein paar **Spartipps** für Sie zusammengefasst:

- Lieblinge hamstern: Oft sind größere Mengen günstiger als kleinere. Nüsse, Saaten oder Trockenobst halten sich prima, wenn man sie richtig lagert.
- Preise vergleichen ist keine Schande, sondern einfach nur clever. Viele Discounter verkaufen zum Teil dieselbe Ware gleicher Qualität, die Sie im Supermarkt bekommen, nur unter anderem Namen.
- Eine gute Planung spart Geld. Gehen Sie mit Einkaufszettel los und achten Sie auf die Haltbarkeit der Produkte. Viele Läden haben inzwischen bei Obst und Gemüse, aber auch in der Kühlwarenabteilung Kisten mit vergünstigten Waren, die kurz vor dem Verfallsdatum oder etwas schrumpelig sind, oder einfach nicht der Norm entsprechen. Wenn Sie also wissen, dass Sie genau das heute essen wollen, greifen Sie zu! Inzwischen gibt es in Großstädten wie Berlin sogar ganze Läden, die nur nicht-EU-konforme Waren zu einem günstigen Preis verkaufen. Und auch im Internet finden Sie dazu Marktplätze.
- Tiefkühlgemüse und -obst hat natürlich nicht mehr ganz so viele gute Inhaltsstoffe. Da die Produkte aber oft direkt nach der Ernte eingefroren werden und nicht, wie viele frische Produkte, wochenlang im Gemüseregal herumliegen, sind sie besser als ihr Ruf. Außerdem bietet sich bei Beeren

in der Wintersaison ein TK-Produkt preislich an und ist somit die attraktivere Wahl als importiertes Frischobst mit einer schlechten Ökobilanz.
- Apropos Ökobilanz: Insbesondere bei Superfoods werden wir oft verführt und greifen zu Produkten, die wir nicht unbedingt benötigen. Dank hervorragender Marketingstrategien kauft man sie aber doch. Klar, Camu Camu enthält wahnsinnig viel Vitamin C, doch der heimische Sanddorn und die Hagebutte tun das auch, nur eben in günstig.
- Ich liebe Resteessen, es spart Zeit und Geld! Deshalb koche ich oft absichtlich mehr, als ich essen kann. So habe ich am nächsten Tag kaum Arbeit, aber trotzdem was Leckeres auf dem Tisch. Wer mehr Abwechslung möchte, friert Übriges ein und wärmt es in der Woche drauf auf.

Starten Sie Ihren Detox in der ersten Woche mit den Rezepten »ab Tag 1« und ergänzen ab dem achten Tag mit den entsprechend markierten Rezepten. Eigentlich sollten drei Mahlzeiten pro Tag ausreichen. Schließlich geht es beim Entsäuern auch darum, das Verdauungssystem zu entlasten. Dennoch finde ich, allein die Möglichkeit zu haben, dass ich könnte, wenn ich wollen würde, irgendwie immer wieder erleichternd. Daher habe ich eine kleine Liste an Snacks zusammengestellt, von denen Sie sich – im Notfall – einen pro Tag aussuchen dürfen (s. S. 101). Hauchen Sie jetzt ein dramatisches »Goodbye« zu all den Keksen, Nudeln, Pizzen und Schokoladentafeln. Ja, ich weiß, tut mir auch echt leid, aber die werden Sie in nächster Zeit tatsächlich links liegen lassen. Liebe kann warten. Auch wenn sich nach einem Detox vieles ändert, es ist kein Abschied für immer.

»In der ganzheitlichen Heilkunde übersetzt man viele chronische Krankheiten ins echte Leben.«

ZUSAMMENFASSUNG

- Füllen Sie die Tabelle auf S. 31 aus. Machen Sie ein Foto von sich, um später Ihre sichtbaren Erfolge zu feiern.
- Vergessen Sie nicht, Sie tun das Ganze für sich und niemand anderen.
- Trainieren Sie das Kauen und lassen Sie Ihrem Verdauungssystem zwischen den drei Mahlzeiten vier bis fünf Stunden Zeit (s. S. 46).
- Bei Entgiftungskrisen und Heißhunger nicht den Mut verlieren, sie sind ein Zeichen dafür, dass sich etwas verändert (s. S. 173, 175).
- Eine gute Vorbereitung macht willensstärker und erleichtert das Durchhalten (s. S. 28).
- Bewegung und mentales Detoxen bringen den ganzheitlichen Erfolg – das stärkt dauerhaft.

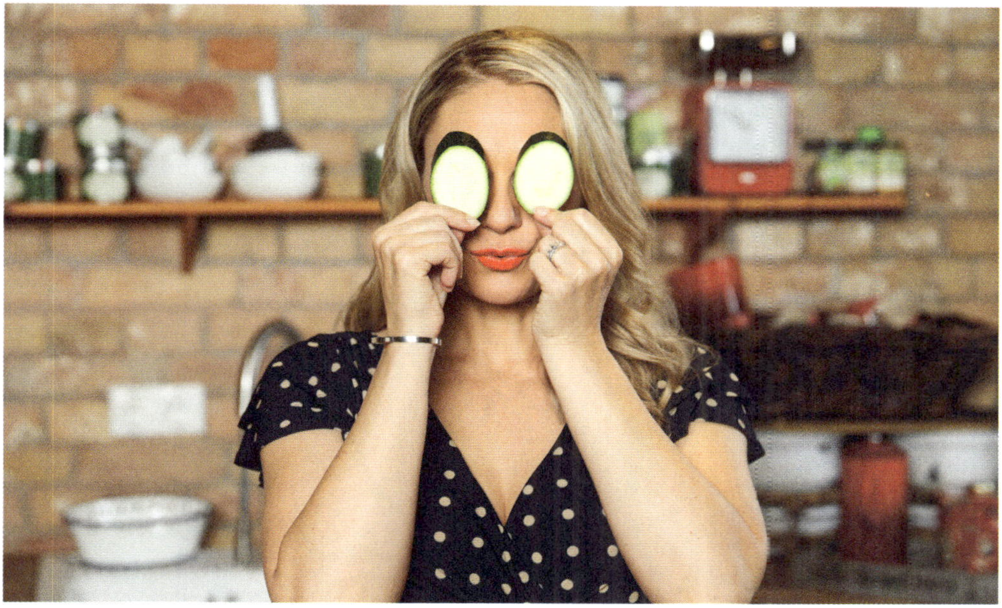

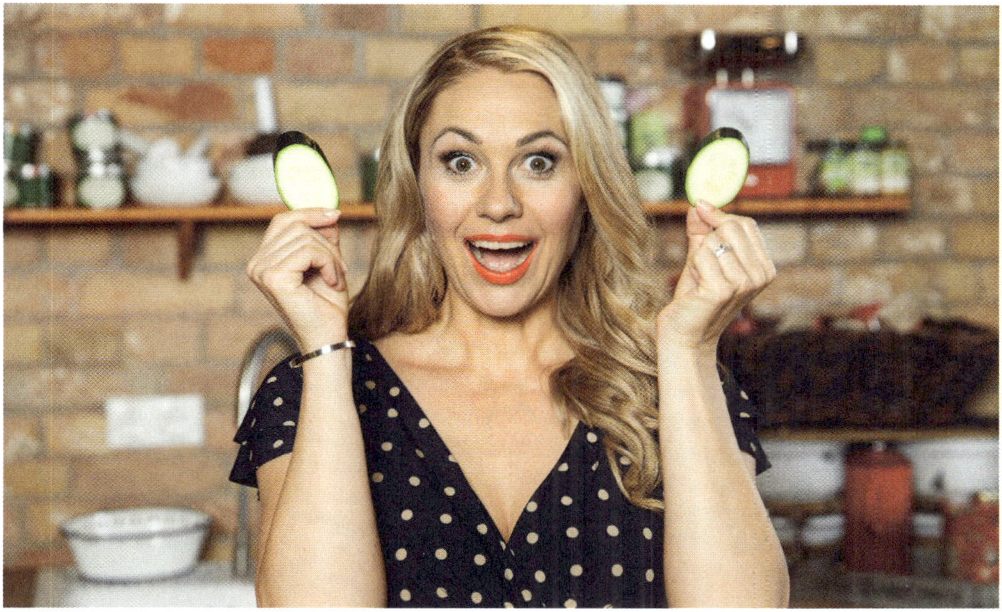

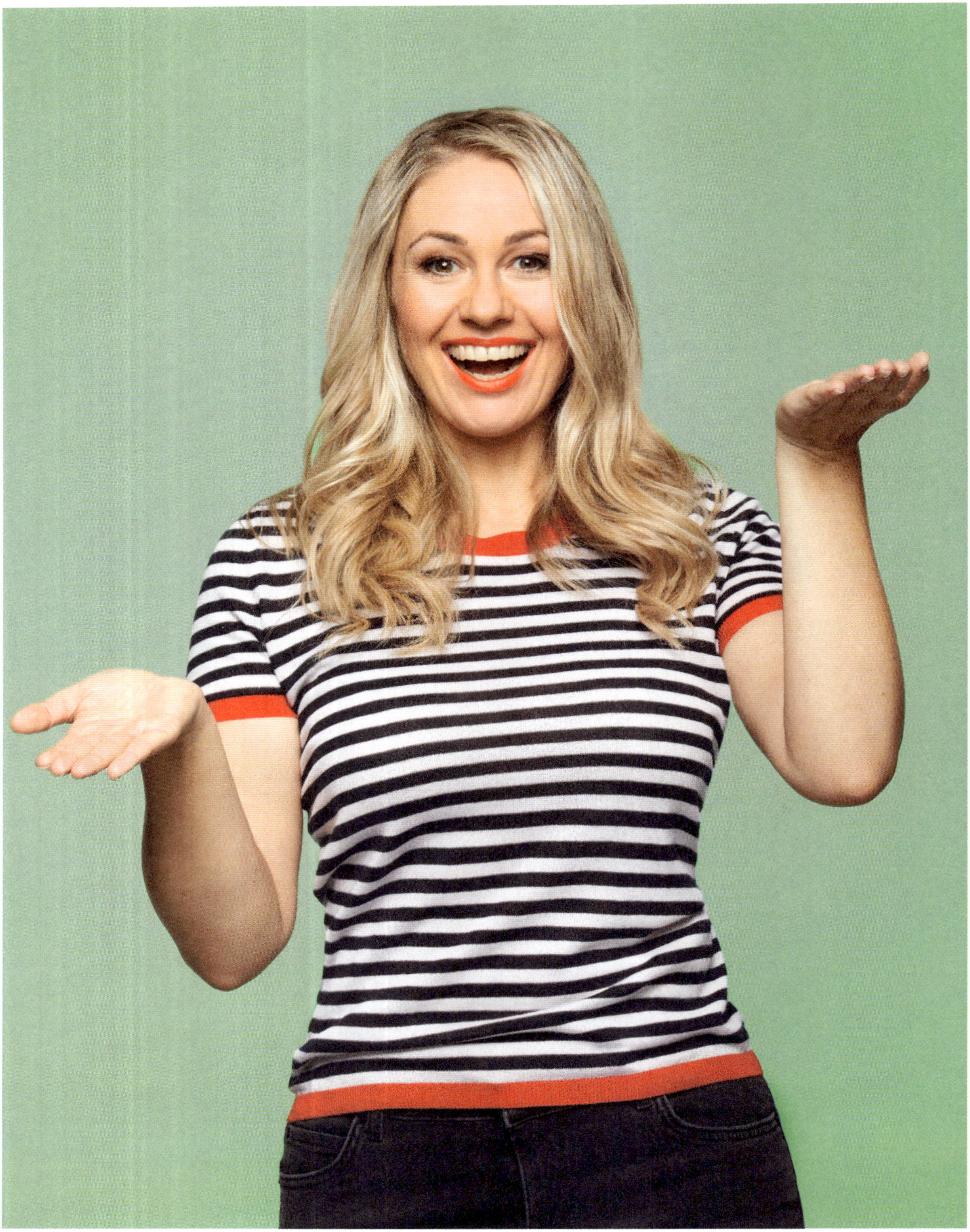

MENTALER DETOX

—

Selbstfürsorge lernen und leben

GANZHEIT-LICHES LOSLASSEN FÜR EINE DAUERHAFTE VERÄNDERUNG

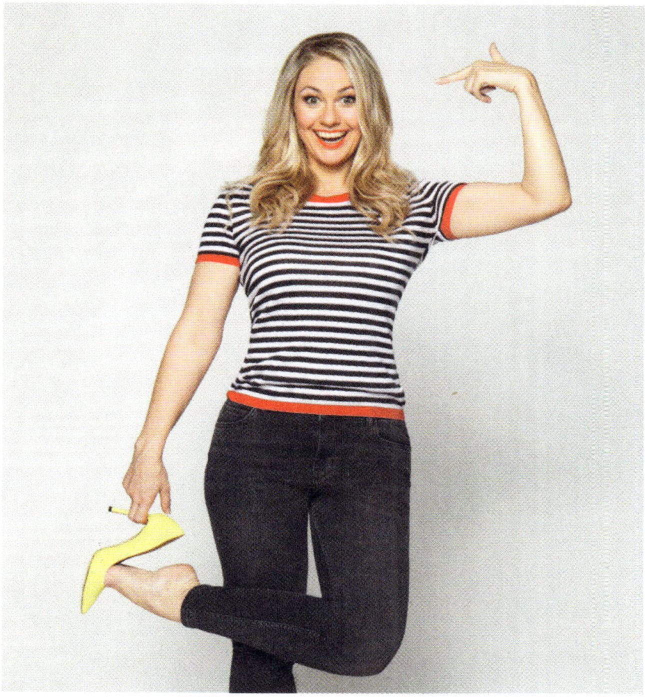

»Bist du denn immer so gut gelaunt, Frau Ruth?«, werde ich unzählige Male gefragt. Die Antwort ist natürlich: Nein! Es gibt aber durchaus ein paar Tricks, wie man sein Leben positiver gestalten kann. Ich habe mir zur Gewohnheit gemacht, negative Gedanken, Gefühle und Glaubenssätze, die ich nicht mehr brauche und die mich nur aufhalten, zu entsorgen.

Jeder Tag bietet einen Neuanfang und die Chance, sein Leben zu leben – und Glück zu erleben.

RITUALE

Beginnen Sie morgens mit einem Ritual, oder einer Routine, wie diese Leute auf YouTube sagen. Egal, wie Sie es nennen, Sie kurbeln damit den Motor für positive Stimmung an:

- Tanzen Sie zu Ihrer Lieblingsmusik, zum Beispiel beim Zähneputzen, beim Lächeln vor dem Spiegel, unter der Dusche. Bewegung setzt sogenannte Glückshormone, die Endorphine, frei. Außerdem baut sich Cortisol, das Stresshormon, das auch den Insulinspiegel ansteigen lässt, ab. Anders als bei einem klassischen Work-out klopft das Herz dabei in einer angenehmen Frequenz, und Sie überanstrengen sich nicht.

- Lassen Sie die Miesmacher, Bedenkenträger und Selbstdemontagefuzzis zu Hause im Keller, bevor Sie sich auf den Weg ins Büro

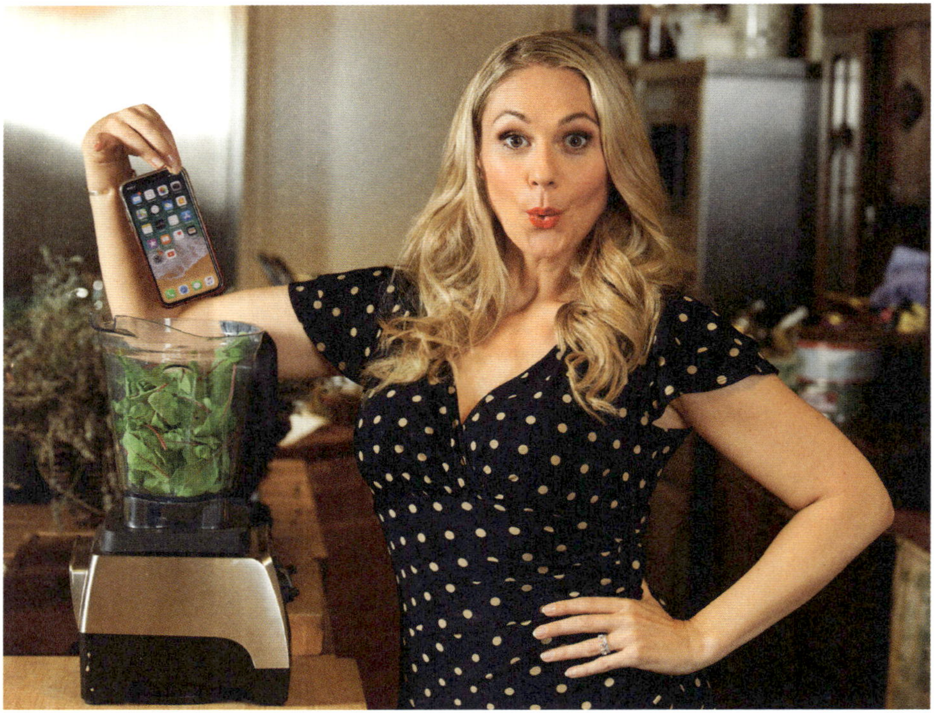

machen. Bei mir kommen da die unterschiedlichsten Gestalten zusammen. Wer auch immer Sie sauer macht und Sie aufhält, Ihr Leben zu leben, dem danken Sie dafür, dass er da war, und schicken ihn dann in Rente.

• Bleiben Sie neugierig und offen: Nehmen Sie den neuen Tag als Herausforderung und Abenteuer an. Es gibt nicht nur DIE EINE Chance. Freuen Sie sich auf alles, was kommt, statt sich unter Druck zu setzen und die Angst entscheiden zu lassen.

• Anstatt neues Gift aufzunehmen, lernen Sie, es zu erkennen! Erlauben Sie sich, die Annahme zu verweigern. Ärger kommt meistens per Einschreiben. Sie haben die Wahl: Die Entscheidung, ob Sie etwas als unlösbares Problem sehen oder als neue Herausforderung, liegt ganz bei Ihnen.

• Laut NEIN sagen, wenn das Gefühl Heißhunger, die Unsicherheit, übersprudelnde Emotionalität, die Verführung, in alte Muster oder in Ungerechtigkeit zu verfallen, aufkommen. Dieses laute NEIN gibt dem Gehirn einen eindeutigen Auftrag.

Und bevor Sie jetzt denken, dass wir irgendwann alle eingeliefert werden: Hey, was soll's! Dann sind wir zusammen in der Klapse und machen 'ne Riesenparty!

GUT FÜR SICH SELBST SORGEN

»Hallo! Ich bin ein wahnsinnig toller Mensch. So wie ich gerade bin, bin ich vollkommen richtig im Hier und Jetzt!« So hätte ich dieses Buch eigentlich nennen sollen. Dann müssten Sie diesen Glaubenssatz beim Bestellen in der Buchhandlung schon mindestens einmal sagen oder auf der Online-Bestellplattform eintippen. Ich bin mir der Wirkung von Worten bewusst. Immerhin heißt einer meiner Romane *Dicke Möpse*. Die Vorstellung, dass zahlreiche Menschen den Buchverkäufern gesagt haben: »Ich hätte gerne *Dicke Möpse* von Ruth Moschner«, ist mir bis heute ziemlich unangenehm. Dabei ging es in dem Buch nicht einmal um Brüste, sondern um putzige Hunde.

Die Art, wie wir uns wahrnehmen, aber auch unsere Kommunikation miteinander hat sich alleine in der letzten Dekade durch die Medien, vor allem auch die Smartphones unfassbar verändert. Mit diesem Buch werde ich das Thema Selbstliebe nicht bis in den letzten Winkel verbreiten können. Der Begriff wird heute beinahe inflationär genutzt und überfordert mehr, als dass er hilft, weil der Abstand zwischen dem Ist-Zustand und dem Ziel bei den meisten von uns viel zu groß ist, um ihn alleine überwinden zu können. Ich möchte als Mensch dazu beitragen, die Selbstfürsorge zu etablieren. Sich selbst zu erkennen und zu akzeptieren, die eigene Persönlichkeit zu entfalten und die Talente zu leben, ohne sich von den aktuellen äußeren Ansprüchen ablenken zu lassen, kann Ihnen mehr Sicherheit geben, als Sie denken. Dieses Buch ist eine Tür, die ich Ihnen gerne aufhalte. Durchgehen müssen Sie natürlich selbst. Seien Sie dabei mutig, lebensfroh und zuversichtlich.

»HALLO! ICH BIN EIN WAHNSINNIG TOLLER MENSCH. SO WIE ICH GERADE BIN, BIN ICH VOLLKOMMEN RICHTIG IM HIER UND JETZT!«

Der 14. Dalai Lama beginnt jeden Tag mit diesem Gedanken: »Was für ein Glück, lebendig zu sein. Mein Leben ist ein kostbares Geschenk, das ich nicht vergeuden will.« Nun sind wir alle aus unbestimmten Gründen nicht der Dalai Lama, sondern normale Sterbliche unterschiedlichster Couleur, Form, sexueller und politischer Ausrichtung. Menschen, die sich ärgern, stressen oder auch mal richtig Sorgen haben. Natürlich wird Sie auch dieses Buch nicht von heute auf morgen ins perfekte Zen verfrachten, wo kein Schmerz, kein vermeintlicher Feind oder sonst was Sie aus der Fassung bringen könnte. Trotzdem ist so ein Satz eine tolle Erinnerung daran, dass wir doch mehr oder weniger freiwillig hier sind und das Leben grundsätzlich bereit ist, sich besonders schön gestalten zu lassen. Um es ganz atheistisch auszudrücken: Wir sind auf der Erde, um zu leben und irgendwann zu sterben. Wieso nicht jeden Tag bis dahin nutzen und Spaß haben? Machen Sie das Beste aus jeder Situation und lernen Sie, Ihre Fehler als wertvolle Erfahrungen einzuordnen.

SICH SELBST GENIESSEN

Einen Großteil dieses Buches habe ich in London geschrieben und dort sind mir sehr viele

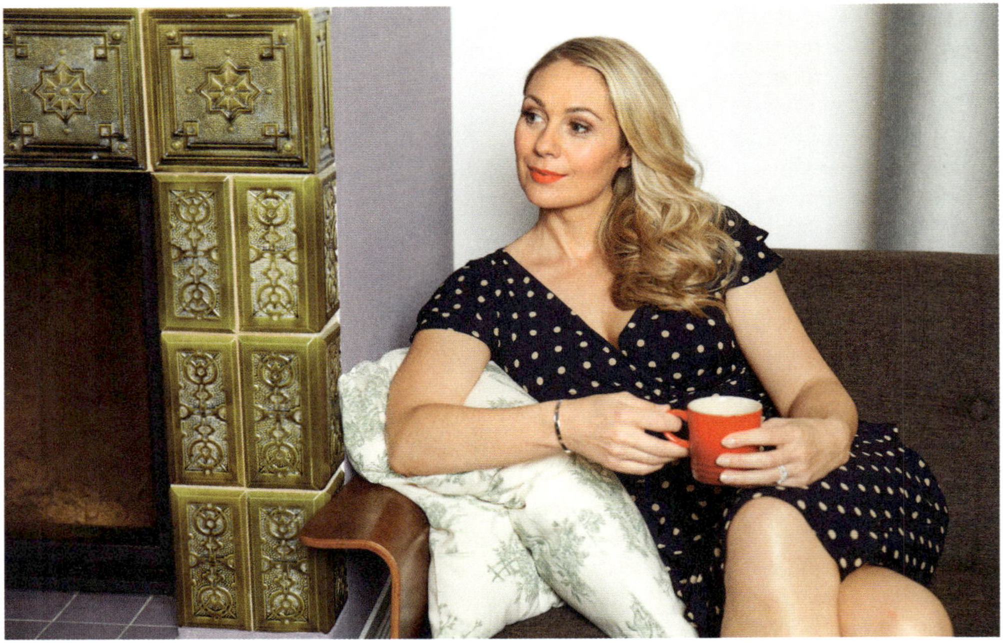

»Was für ein Glück, lebendig zu sein. Mein Leben ist ein kostbares Geschenk, das ich nicht vergeuden will.«

Frauen aufgefallen, die wesentlich mehr bei sich zu sein scheinen als wir deutschen Kartoffeln. Im Englischen gibt es den Ausdruck »I enjoyed myself«. Eigentlich verwendet man ihn, um jemandem zu sagen, dass man bei etwas Spaß hatte. Wortwörtlich übersetzt heißt er aber: »Ich habe mich selbst genossen«. Das kann man wunderbar auf alle Situationen im Leben übertragen. Wenn man sich selbst genießt, also eine gute Zeit ohne Zwänge, Einschränkungen und negative Schwingungen hat, ist das das Beste, was man auf freiwilliger Basis mit seinem Leben und vor allem mit sich anstellen kann. Sei du selbst, im Idealfall die beste Version davon, und genieße es!

In diesem Teil des Buches geht es natürlich nicht um Kalendersprüche und Küchentresenpsychologie, sondern Sie bekommen ein paar sinnvolle Übungen an die Hand, wie Sie sich vor »mentalen Giften« schützen oder sich von ihnen befreien können. Und damit herzlich willkommen in meiner kleinen Medienwelt, wo natürlich auch nicht immer alles so läuft, wie es uns gefällt: »Ich habe mir mein Schauspielstudium mit Modeln verdient!«, sagte Barbara Becker neulich in einem Fernsehinterview, als sei es das Selbstverständlichste auf dieser Erde. »In den 90ern waren wir doch alle Models«, erzählte mir Enie van de Meiklokjes, ebenfalls mit einem Äußeren gesegnet, das nicht von dieser Welt ist. Öhm, ja, und dann komm icke. Ich habe in den 90ern allenfalls versucht, meinen Hintern in anständige Hosen zu zwängen, die ich von meinem mageren Gehalt kaum bezahlen konnte. Ich möchte mich hier gar nicht beschweren, aber manchmal fühle ich mich heute noch wie die kleine Dicke mit der Brille hinten links, obwohl ich das eigentlich nie war. Alles hat seine Zeit, sein eigenes Lebensgefühl. Modeln ist definitiv nicht für jeden das Richtige.

WAS BIN ICH?

Noch heute zögere ich mit der Antwort, wenn mich Menschen nach meinem Beruf fragen. Eigentlich wäre es so einfach. Ich bin TV-Moderatorin, Fernsehtussi. Vielleicht liegt es auch einfach daran, dass mir das ganz schlicht und ergreifend zu zweidimensional ist. Ich möchte nicht einfach nur ein Image sein und Vorstellungen bedienen. Menschen sind doch so viel mehr als »nur« ihr Beruf. Selbst, wenn es in meinem Fall nicht nur ein bezahlter Job ist, sondern wirklich meine Berufung, für die ich gerne viel Zeit aufbringe, weil es mir Freude macht, anderen Freude zu machen. Die Vorstellung, ich kann jemanden zum Lachen bringen, macht mich glücklich. Mit meinen Büchern den Horizont des Lesers zu erweitern, ein bisschen mehr zu teilen als nur ein retuschiertes Foto auf Instagram, das ist wie ein heller Kerzenschein in meinem Herzen. Aber all diese Gefühle, Werte und Wünsche in einen einzigen Ausdruck zu stopfen, fühlt sich an wie zu viele Abendkleider in einem Jutebeutel. Schließlich sollen meine Eigenschaften nicht verknittern, weil sie zu wenig Platz bekommen. Sie sollen sich entfalten, sich dick futtern wie kleine bunte Raupen, und wenn es die ein oder andere Puppe zum Schmetterling schafft, dann habe ich schon viel erreicht.

Sie sind mehr als Ihr äußeres Erscheinungsbild oder was Ihr Beruf Ihnen vorgibt. Nur, weil ich mit professionellem Make-up und hübschen Kleidchen vor einer Fernsehkamera herumstolziere, heißt das noch lange nicht, dass sich hinter dieser Fassade nur EINE verbirgt. Genau diese Augenblicke feiere ich, in denen ich dem Publikum dieses »Mehr an Ruth« zeigen kann. Das geht allerdings nicht immer.

Dieses vielfältige Ich-Sein hat eine sehr große Faszination, weil es Verletzlichkeit und Stärke in einem ist. Je mehr ich zu mir selbst und zu meinen Entscheidungen stehe, desto weniger schmerzt es, wenn doch mal ein Fehler passiert. Im Zweifel lernt man genau daraus, vielleicht tut es auch weh, aber man hat es für sich getan und nicht, um anderen zu gefallen, die dann sowieso nicht den Kopf für einen hinhalten.

JEDER MENSCH IST ANDERS

Auch der Bereich Ernährung entwickelt sich permanent. Nichts ist nach einem Jahr so, wie es war. Altes kommt wieder, Gewohntes wird über den Haufen geworfen. Neues ersetzt das Herkömmliche. Eben weil wir so individuell sind. Weil sich nicht nur die Zeiten ändern, sondern wir uns auch. Welche Ziele hatten Sie als Kind, vor zehn Jahren oder heute? Was möchten Sie aktuell erreichen? Sind Sie Single, halten Sie sich für zu dünn oder zu dick, wollen Sie sportlicher werden oder einfach nur fitter? Sind Sie Mutter von vier Kindern, liebender Ehegatte oder als Unternehmer überfordert? Wir sind angehalten, uns weiterzuentwickeln, müssen neuen und sich ändernden Anforderungen gerecht werden.

Es gibt nicht DIE EINE pauschale Lösung. Nur die eine pauschale Antwort: So wie Sie gerade sind, sind Sie richtig. Denn Sie erzählen genau in diesem Moment mit Ihrem Körper und Geist Ihre ganz eigene Geschichte. Betrachten Sie sich wie ein einzigartiges Kunstwerk, welches Sie Zeit Ihres Lebens in Stein meißeln dürfen. Ein individuelles Haute-Couture-Designerstück, mitten in der Maßanfertigung. Wenn Sie sich nicht gut fühlen, ändern Sie es. Wenn sich jedoch andere mit Ihnen nicht gut fühlen, ist es nicht Ihre Aufgabe, das zu ändern.

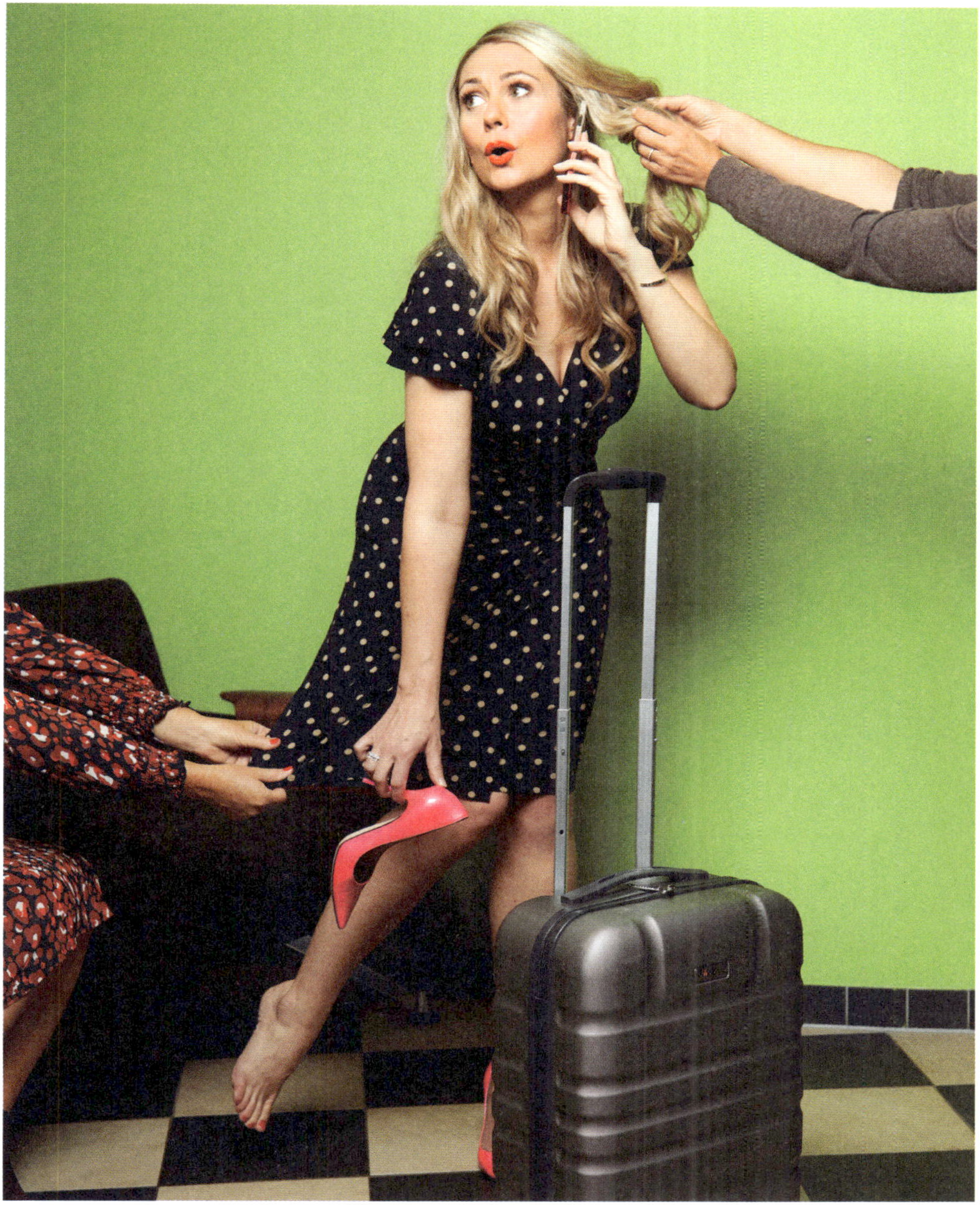

Eines habe ich während meines Studiums zum Jodeldiplom aka Gesundheitsberaterin und im Laufe meines inzwischen nun auch schon mittellangen Lebens gelernt. Die mentale und physische Gesundheit sollte immer vor dem Abnehmen stehen. Das ist leichter gesagt, als getan. Wäre Schlau das neue Schön, hätten wir wahrscheinlich alle weniger Probleme mit unserem Äußeren. Lassen Sie es uns trotzdem versuchen, es gibt schließlich nichts zu verlieren, außer den Dingen, die uns in unserer persönlichen Entwicklung und Sicherheit bremsen. Körperliche und geistige Gesundheit sind immer der Schlüssel für einen attraktiven Körper und eine wunderbare Ausstrahlung.

»Körperliche und geistige Gesundheit sind immer der Schlüssel für einen attraktiven Körper und eine wunderbare Ausstrahlung.«

RICHTIG IST, WAS SICH GUT ANFÜHLT

Bodypositivity heißt das Zauberwort und steht im Grunde für das ganz persönliche Wohlfühlgewicht. BMI, Normalgewicht, Übergewicht ..., ich möchte hier keinem vorschreiben, wie viel er oder sie zu wiegen hat, welche Konfektionsgröße nun »richtig« ist, wie viel Gramm Speck an den Hüften gesund sind, und wann es gefährlich wird. Der eine fühlt sich mit 70 Kilo auf 1 Meter 85 saugut, die andere träumt davon, fünf Kilogramm loszuwerden. Das Problem: Gewichtsabnahme alleine verändert das Leben noch nicht.

Es geht tatsächlich um viel mehr und damit tatsächlich ums Eingemachte. Die inneren Werte werden viel zitiert, aber keiner weiß eigentlich so richtig, was damit gemeint ist. Oft sind es nämlich die vielen kleinen Faktoren, die fürs Unwohlsein sorgen und an die wir uns leider allzu oft gewöhnt haben, obwohl sie eigentlich gar nicht zu uns gehören, sondern nur unser ganz persönliches inneres Empfinden stören. Die können weg, und zwar gerne jetzt. Denn mentaler Stress kann so dominant werden, dass er körperliche Konsequenzen hat: Durchfall, Verstopfung, Hormonveränderungen. Er kann sogar Entzündungen auslösen. Inzwischen ist durch Studien sogar belegt, dass Stress unsere Telomere, also die Kappen auf unseren Chromosomen, die bestimmen, wie alt wir werden, verkürzen kann. Da kann man noch so viel Astragalus,

Mariendistel, Alpha-Lipon-Säure oder Q10 einwerfen, die effektivste Anti-Aging-Methode ist Meditation. Das Hormon Cortisol, fanden Forscher der Universität von Kalifornien heraus, hindert das Enzym Telomerase daran, die Telomere zu reparieren und zu erhalten. Meditation senkt die Cortisol-Ausschüttung.

REIZE ERKENNEN UND AUSSORTIEREN

Tagtäglich werden wir mit Informationen nur so zugeballert. Das beginnt morgens mit den Kindern, dem Partner, dann in der U-Bahn Fremdgespräche, Gerüche und Geräusche, die wir eigentlich gar nicht mitbekommen wollen, wenig später der Chef, die Kollegen, Freunde, Feinde, die Alltagssorgen der Schwiegereltern, Verwandte, Vater, Mutter, Social Media. Wenn es richtig blöd läuft, gehören Sie auch noch ausgerechnet zu den Menschen, die Mobbing und fiese Bemerkungen anziehen, wie weiße Kleidung den Dreck.

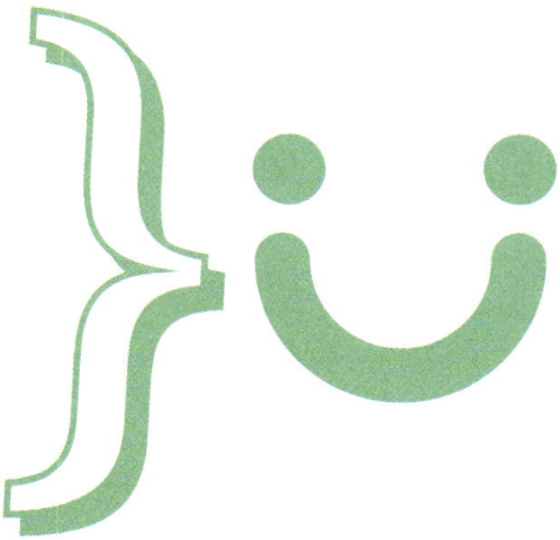

Die Summe aus all dem bedeutet STRESS. Natürlich ist nicht jeder Stress direkt schlecht. Viele Menschen brauchen Stress als eine Art Kick, um aus dem Quark zu kommen und Leistung zu bringen. Andere jedoch fühlen sich sofort in die Ecke gedrängt und erstarren wie ein Kaninchen vor der Schlange.
In Stresssituationen bekommt der Körper ein Zeichen, dass Gefahr lauert. Ohne sonderliches Nachdenken wird vom Gehirn aus alles auf »Fluchtmodus« gestellt. Adrenalin schießt durch unsere Adern, und jegliche Vorräte an Zucker bzw. Glukose müssen in die Zellen gepumpt werden. Es heißt jetzt: Her mit der Energie, um Hals über Kopf weglaufen zu können.

Dieser Reflex löst mehr aus, als man auf den ersten Blick erkennen mag. Wir stellen unseren Jieper, also unseren Appetit auf extrem Süßes, über die Analyse und das Erkennen, was diese Gelüste eigentlich gerade auslöst. Dabei haben im Vergleich zur Steinzeit die meisten von uns keinerlei Säbelzahntiger, gegen den sie spontan ankämpfen müssen. Es sind eher die kleinen Alltags-Kackbratzen, die uns zu schaffen machen und chronischen Stress verursachen. Der löst zwar immer noch eine erhöhte Insulinausschüttung aus, die unser Bedürfnis nach Zucker erklärt, löst aber nicht das Problem. Das heißt, unser Körper macht keinen Unterschied, welcher Stress ihm schadet und welcher nützt. Aber wir können durchaus lernen, wie wir uns vor Stress schützen. Es geht wieder einmal um ein gesundes Mittelmaß und das Erkennen dessen, was uns wirklich guttut und was uns krank macht.

STRESS SINNVOLL EINSCHÄTZEN UND AUFLÖSEN

Überlegen Sie bitte, was oder wer Ihnen alles sofort einfällt, wenn Sie an unangenehmen Stress denken:

Versuchen Sie jetzt einmal, jeden Stressauslöser, die Situationen oder die Person einzeln mit etwas Abstand zu betrachten. Fragen Sie sich: Worum handelt es sich und was hat das mit mir zu tun?

Wird auch bei den anderen Stress ausgelöst, handelt es sich wohl um eine handelsübliche Ausnahmesituation, die man im Idealfall stoisch übersteht. Hier kann man sich meist prima auf das, wie ich es nenne, »Kackbratzenkarma« des Verursachers verlassen und muss nicht selbst tätig werden und unnötige Rachegelüste ausleben. Falls aber nur Sie von einem Stressauslöser getriggert werden, fragen Sie sich, was Sie aus dieser Situation lernen können.

Ich werde zum Beispiel wahnsinnig, wenn vor mir jemand extrem langsam ist. Bedächtige Bewegungen, ohne eine klitzekleine Chance der Beschleunigung, bringen mich fast mehr ins Schwitzen als ein Dauerlauf durch den Wald. Der Grund liegt auf der Hand: Geduld ist keine meiner Stärken, und so muss ich immer wieder hinter den Lehrmeistern des Alltags hinterhertrotten, bis ich verstanden habe, dass nicht alles sofort und gleich passieren kann. Gute Dinge brauchen eben auch ein gutes Maß an Zeit.

Oft begegnen uns Menschen, die uns etwas spiegeln. Was für andere völlig irrelevant zu sein scheint, löst bei uns starke Gefühle wie Neid, Wut, Ärger, Mitleid oder Trauer aus. Hierbei kann man lernen, ob es sich bei einem um ein eigenes »altes Defizit«, zumeist aus der Kindheit, handelt. Als erwachsene Person hat man die Möglichkeit, souveräner zu handeln als ein Kind.

GRENZEN SETZEN

Wer nach einer erfolgreichen Entgiftung keine Lust hat, sich neuen Müll aufzuladen, sollte seine Grenzen kennen und sich schützen. Es ist sehr sinnvoll, den Müllhaufen, der einem von einer anderen Person vor die Füße gelegt wurde, mit etwas Abstand zu betrachten. Stellen Sie fest, dass das Ganze durchaus eine Angelegenheit für Sie ist, Sie die Verantwortung tragen, dann kümmern Sie sich darum. Handelt es sich allerdings nicht um Ihre Sache, lassen Sie den Müll liegen, drehen sich um und gehen. Es sei denn, Sie stehen darauf, auch auf öffentlicher Straße die Hundehäufchen anderer aufzuklauben. Nicht? Na dann. Weiter geht's.

IRGENDWAS IST IMMER – HERAUSFORDERUNGEN DES ALLTAGS

Im Job ist es oft so, dass man sich seine Kollegen nicht aussuchen kann und nicht alle mit demselben Enthusiasmus bei der Sache sind, wie man es sich wünschen würde. Auch hier hilft es, die persönlichen Belange zur Seite zu schieben. Schließlich erziehe ich niemanden dadurch, dass ich plötzlich auch anfange, eine schlechte Leistung abzuliefern.

Angenommen, wir alle arbeiten zusammen an einem Projekt. Wenn ich da einen guten Job mache, tue ich das nicht für einen Menschen, der nervt, sondern für das Projekt. Alles andere fällt in die Kategorie »Dirty Dancing« oder wie Patrick Swayze alias Johnny so schön sagte: »Das hier ist dein Tanzbereich und das hier ist meiner.« Gar nicht so übel für einen amerikanischen Tanzfilm mit Wassermelonen. Denn das, was am Ende dabei herausgekommen ist, was jeder der Beteiligten von seinem Tanzbereich aus in die Mitte gegeben hat, war so unterhaltsam, dass sich ein wahrer Kult daraus entwickelt hat. Mit Sicherheit waren hier auch Personen dabei, die nicht ihr Bestes geben konnten. An die werden wir uns aber nicht erinnern. Was bleibt, sind die, die abgeliefert haben, um ein tolles Projekt zu kreieren.

ERFAHRUNG BRINGT ROUTINE

Auch der Zeitpunkt spielt eine große Rolle beim Einordnen von Stress. Ich bin zum Beispiel vor Auftritten immer noch sehr nervös. Aufregung kann natürlich auch Stress auslösen. Dieser gibt mir die nötige Energie und Konzentration für den Auftritt. Wenn ich aber überlege, wie schlimm ich vor meinen ersten Liveshows hyperventiliert habe, muss ich heute fast schon lächeln. Damals fehlte mir die Erfahrung, und ich dachte, man würde mich um einen Kopf kürzer machen, wenn ich mich verspräche oder sonst irgendeinen Fehler machte. Ich habe auch ernsthaft am Verstand des damaligen Geschäftsführers gezweifelt, der da irgendein Talent in mir gesehen haben wollte. Doch überraschenderweise hatte er recht, und ich habe überlebt. Bis heute.

Diese Erfahrung rufe ich mir immer vor Augen, wenn ich mal wieder denke, dass die Welt gleich zusammenbricht, wenn etwas schiefläuft. Mit dem zeitlichen Abstand relativieren sich viele Erlebnisse, und es fühlt sich vieles nicht mehr ganz so schlimm an, wie in der eigentlichen Situation. Gut, in manchen Fällen ist es vielleicht die wohlwollende Eigenschaft des Verdrängens, die uns davon abhält, dass wir nie wieder aus dem Erdloch hervorkriechen, in dem wir uns gerne verstecken würden. Aber in den meisten

Fällen geht es natürlich nicht um Leben und Tod, sondern es ist nur ein Job oder eine Sequenz in einem langen Leben voller Erfahrungen.

Diesen Satz »es ist nur ein Job« habe ich mir übrigens für eine ziemlich lange Zeit aufgeschrieben und im Geldbeutel bei mir getragen. Und – man glaubt es kaum – das Ganze funktioniert. Sogar so gut, dass Menschen mir Geld dafür bezahlen, dass ich für sie ihre Shows moderiere. Da war es mal wieder, das kleine schüchterne Mädchen, welches sich tatsächlich heute traut, vor Tausenden von Menschen zu sprechen.

Wenn Sie also heute etwas stark stresst, kann sich das mit wachsender Erfahrung und zeitlichem Abstand legen. Trigger, die nur Sie ganz persönlich betreffen, immer wieder, sollten genauer betrachtet und im Ernstfall mit einem Profi besprochen werden.

ÜBUNG: DIE EIGENE MITTE ZURÜCKGEWINNEN

Wenn unsere beiden Gehirnhälften vor lauter Zerstreuung mal wieder Purzelbäume schlagen, hilft es oft, sich voll und ganz auf sich selbst zu konzentrieren. Die Übung mit der liegenden Acht, dem Zeichen für Unendlichkeit, bringt Sie wieder in Balance. Stellen Sie sich mit beiden Beinen fest auf den Boden, strecken Sie beide Arme aus, legen Sie Ihre Hände übereinander und fahren mit den Armen in der Luft die Konturen einer liegenden Acht nach; Ihre Augen verfolgen die Hände. Beginnen Sie in Richtung links und wechseln dann auf nach rechts beginnend. Einige Zeit später wechseln Sie die untere Hand auf die obere Hand und machen die Übung solange weiter, bis Sie merken, dass Sie wieder im Lot sind. Mit etwas mehr Routine können Sie in Notsituationen die »liegende Acht« sogar vor dem inneren Auge ausführen.

MAN WÄCHST MIT SEINEN AUFGABEN

In meinem Leben bin ich natürlich auch schon an ziemliche Grenzen geführt worden. Grenzen, die mich fast alles haben in Frage stellen lassen. Doch ich habe begriffen, man bekommt immer nur die Herausforderungen gestellt, die man auch meistern kann, indem man sie annimmt. Ich kann viel daraus lernen und mich persönlich weiterentwickeln. Das ist noch sehr weit entfernt vom Dalai Lama, aber es hilft mir, beim Trennen von Wichtigem und Unwichtigem.

Stellen Sie sich Ihr Leben wie eine Wippe vor, die die beiden Grenzbereiche Ihres Lebens ausbalanciert. Mal haben wir zu viel mit Fastfood, Alkohol, Kaffee, den obligatorischen Kopfschmerztabletten mit A, mit zu viel Stress und Sorgen zu tun, mal ist unsere Zeit erfüllt von Glückseligkeit, Entspannung, tiefer Bauchatmung und Gemüsesuppe. 365 Tage Detox pro Jahr versus 365 Jahre Rock 'n' Roll. Hauptsache, Sie finden immer wieder in die Mitte zurück. Wenn die Balance zwischen den Botenstoffen Dopamin und Serotonin, die für Antrieb und Zufriedenheit sorgen, stimmt, kann Ihnen nichts passieren. Weil sich diese Balance nicht nur durch Sie selbst, sondern auch durch äußere Umstände verändern kann, ist es gut, gewisse Dinge im Leben ab und zu mal zu überprüfen.

Definieren Sie sich dabei nicht über Ihren Partner, die Freunde, Auto, Haus, Follower auf Instagram, Gehalt. Natürlich sind Statussymbole

»Stellen Sie sich Ihr Leben wie eine Wippe vor, die die Grenzbereiche Ihres Lebens ausbalanciert.«

nichts prinzipiell Schlechtes, aber ihr Stellenwert wird oft zu hoch angesiedelt. Viel wertvoller ist die eigene Persönlichkeit, die immer unabhängig davon existiert, in welchen finanziellen, körperlichen oder partnerschaftlichen Situationen man gerade steckt.

ÜBUNG: LOSLASSEN FÜR ANFÄNGER

Es ist zum Beispiel eine tolle Erfahrung, tatkräftig seinen Kleiderschrank zu entrümpeln. Es gibt dafür pauschale Regeln wie diese, dass Klamotten, die zu klein gekauft wurden, sowieso nie passen werden und dass das, was länger als drei Jahre nicht getragen wurde, im Secondhandladen besser aufgehoben ist. Qualität statt Quantität. Wer seinen Schrank ausmistet, findet zum Teil alte Schätze wieder und schafft Platz für Neues. Im Idealfall verdient man mit dem Verkauf sogar noch etwas Knete. Ich miste übrigens zweimal pro Jahr aus. Parallel dazu kann man auch mit anderen Aufgaben und Loslösungen Platz in seinem Leben für Neues schaffen. Mit dem persönlichen Telefonbuch können Sie ebenfalls so verfahren und überprüfen, welche Kontakte es noch wert sind, gespeichert zu bleiben. Wen kann ich nachts um 3 Uhr anrufen, ohne dass ich ein schlechtes Gewissen habe, wer hat mich immer unterstützt, wer meldet sich eigentlich nur, wenn er etwas braucht, und wer meldet sich gar nicht mehr?

Sie kennen sicher den Spruch »Schließt sich die eine Tür, öffnet sich eine andere«. In meinem Berufsleben ist das bisher immer so gewesen. Das eine Projekt war beendet, und schon folgte der nächste Anruf mit einem Angebot, für das ich in der Kombination mit der vorangegangenen Beschäftigung gar keine Zeit gehabt hätte. Und auch so ist der Spruch zu verstehen: Oft jagt man Gespenstern im Leben hinterher mit Projekten, die nicht klappen wollen, bis man kapiert, dass man eigentlich für etwas ganz anderes geschaffen ist. Klappe zu!

ÜBUNG: DER INNER CIRCLE

Im Zuge Ihres körperlichen Detox werden sich nicht nur Giftstoffe aus dem Gewebe lösen. Es kann durchaus sein, dass auch »giftige« Wegbegleiter das Weite zu suchen haben. Sie können und dürfen diesen Prozess starten. Tun Sie das bitte nicht innerhalb der ersten vier Tage, da dreht der eigene Verstand eventuell selbst noch am Rad und Sie sind bereit, Nachbars Lumpi für eine Packung Chips zu verhökern. Danach werden Sie jedoch schon klarer sehen. Nehmen Sie sich also ruhig die Zeit, Ihren Freundes- und Bekanntenkreis neu aufzustellen.

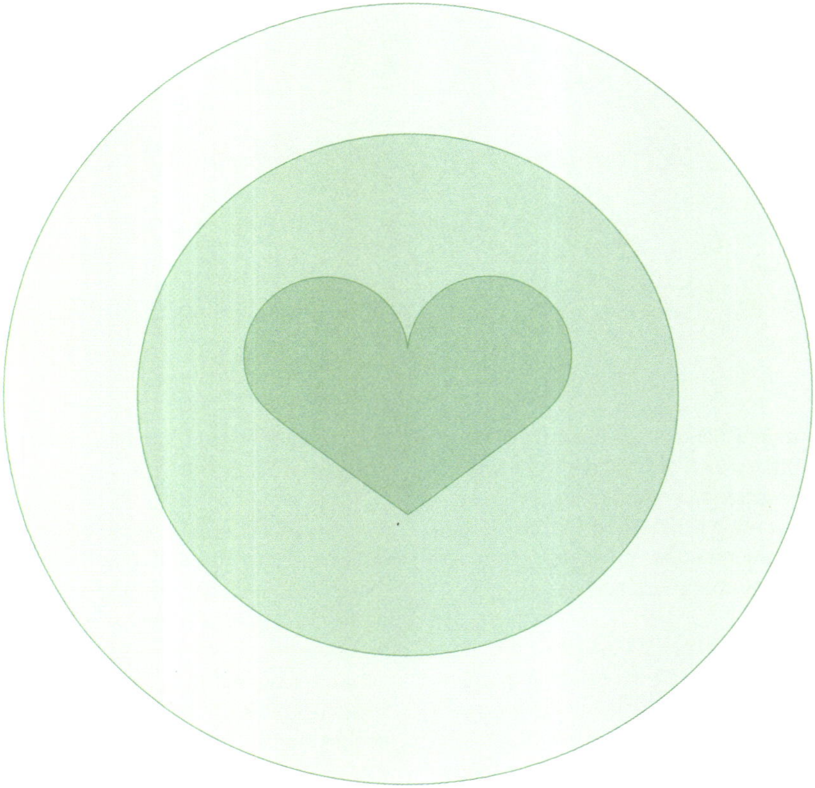

Schreiben Sie bitte in das **Herz** der Grafik Ihre echten Herzensmenschen hinein. Zwei Personen sind genauso O. K. wie zehn. Bei mehreren Personen denken Sie bitte nochmal genauer nach, ob diese Menschen wirklich alle in einem ausgewogenen Geben-Nehmen-Verhältnis zu Ihnen stehen. Denn der »Inner Circle« ist Ihr ganz exklusiver Club. Hier darf nicht jeder hinein, sondern wirklich nur Ihre ganz spezielle Gang, mit der Sie durchs Feuer gehen, die Sie zum Altar begleiten und für die Sie alles andere stehen lassen.

Im **zweiten Kreis** dürfen Sie schon weniger streng sein. Hier ist Platz für Kollegen, die man auch privat trifft, mit denen man vielleicht sogar mal gemeinsam Urlaub gemacht hat. Gute Freunde, mit denen man lachen kann, die mehr sind, als nur Bekannte, aber weniger als Herzensmenschen, finden hier ihren Platz.

In den **dritten Kreis** kommen diejenigen, mit denen Sie zu tun haben müssen. Die Herausforderer am Arbeitsplatz, der Chef, der Nachbar – Personen, die Ihnen immer wieder über den Weg laufen, weil Sie etwas miteinander verbindet.

Natürlich kann sich solch eine Aufteilung im Laufe eines Lebens wieder ändern. Mal fällt einer durchs Raster, eine andere schleicht sich durch eine besonders wertvolle Aktion direkt in den »Inner Circle« und kommt da nie wieder raus. Es gibt auch bei Freundschaften Liebe auf den ersten Blick oder gar Seelenverwandtschaften. Auch Wiedervereinigungen nach einer Phase im Leben, in der es eben nicht gepasst hat, sind legitim und gesund. In guten wie in schlechten Zeiten sind Familienmitglieder ebenso wertvoll, wie die Wahlverwandten. Diese Übung soll Ihnen verdeutlichen, wer zu Ihnen steht und Sie stützt. Es ist durchaus keine Schande, sich von Menschen zu trennen, die in Ihrem Leben keine Bedeutung und keinen Raum mehr haben, weil sie Ihnen nicht guttun, Sie nerven, unter Druck setzen oder gar aktiv ärgern.

Eliminieren Sie auch Zeitfresser in Ihrem Bekanntenkreis, die Personen, die Sie nur dafür missbrauchen, um ihre Probleme zu wälzen oder einfach nur Mist loszuwerden. Hinterfragen Sie auch hier wieder die Balance. Natürlich ist nicht immer alles eitel Sonnenschein in einer Freundschaft. Die Bilanz sollte dennoch stimmen. Kommt jemand permanent zu spät, hat nie Geld dabei, um im Café zu bezahlen, oder leiht sich ständig Klamotten, um sie verdreckt oder gar nicht zurückzugeben, hinterfragen Sie die Situation. Bedanken Sie sich für den bisherigen gemeinsamen Weg und verabschieden sich, weil Sie nun beide ohne einander besser aufgehoben sind. Werden Sie im Internet gemobbt, melden Sie die Person umgehend und blockieren Sie diese. In der realen Welt bitten Sie um Hilfe und seien Sie sich vor allem bewusst, dass derjenige, der mobbt und beleidigt, das Problem ist und nicht Sie. Spielen Sie die Emotionen zurück wie einen Ball mit dem Tennisschläger.

Verzeihen Sie den Tätern und verlassen Sie die Opferhaltung. Anstatt Ihr Leben mit Vorwürfen anderen gegenüber zu vertun, werden Sie aktiv. Kappen Sie das Band und verabschieden sich von allem, was Ihnen nicht guttut.

ÜBUNG: LOSLASSEN ALS SELBSTFÜRSORGE

Social Media ist ein tolles Tool, um für den Ernstfall zu trainieren. Natürlich sind das alles nur virtuelle Freundschaften, aber genau deshalb kann man daran wahnsinnig gut üben. Welchen Personen folgen Sie und welche Posts geben Ihnen wirklich ein gutes Gefühl, eine Motivation? Wie geht es Ihnen, wenn Sie die App öffnen und einen perfekt geformten fitten Körper sehen? Animiert Sie das, mehr Sport zu treiben, dann ist das prima! Oder setzt es Sie zu sehr unter Druck? Lässt Sie die perfekte Welt dieses einen Hollywoodstars träumen oder frustriert es Sie, weil Sie dadurch umso deutlicher erkennen, dass Sie weit weg von Ihren Zielen gelandet sind? Neigen Sie dazu, sich mit anderen zu vergleichen, um dann festzustellen, dass die anderen schöner, dünner, reicher, besser, schlauer oder erfolgreicher sind?

Vergessen Sie es. Weg damit! Sie kennen weder deren Geschichte noch deren Photoshop-Skills, noch wissen Sie, wie der restliche Tag desjenigen abgelaufen ist. Lassen Sie sich nicht von dieser einen Momentaufnahme von einer langen Geschichte ablenken. Sie haben selbst doch auch mehr zu erzählen, als Sie mit einem Bild ausdrücken könnten. Nur wir ganz alleine sehen die volle Wahrheit, die in uns steckt. Warum also sind wir mit uns selbst strenger und manchmal sogar gemeiner als zu wildfremden Menschen, deren Hintergrund wir nicht einmal ansatzweise erfassen können!? Die Trennung hier ist einfach. Bei Twitter, Facebook, Instagram, Snapchat und Co. reicht einfach ein »Entfolgen«, genauso wie im Telefonbuch die Löschtaste wunderbar das imaginäre Band zwischen Ihnen und demjenigen durchtrennt, der Ihnen einfach kein gutes Gefühl vermittelt. Auch geht es einzig und alleine um Ihr persönliches Empfinden. Nur weil jemand Millionen Follower hat, muss diese Person für Sie dennoch nicht unbedingt das Richtige sein.

ÜBUNG: SOCIAL-MEDIA-DETOX

Ich habe festgestellt, dass ein Leben ohne Social Media durchaus möglich ist und man tatsächlich nichts verpasst, wenn man mal eine Woche lang offline ist. Im Zuge der Entstehung dieses Buches dachte ich mir, ich wage mal was völlig Verrücktes und mache nach drei Jahren täglichem Posten und Kommentieren sieben Tage Pause. Ich habe die Apps gelöscht, um nicht verführt zu werden, und mich – ehrlicherweise – schon vor meinem geistigen Auge mit Schaum vor dem Mund im Keller winseln gesehen. Was aber dann passierte, war eigentlich viel schlimmer. Denn außer, dass in den ersten 24 Stunden mein rechter Arm öfter mal Zuckungen in Richtung Mobiltelefon hatte, war nicht viel zu spüren. Keine Leere, keine Langeweile, dafür umso mehr Zeit für andere Dinge.

Ich liebe die oberflächliche Leichtigkeit des Netzes, gucke gerne hübsche Bildchen, Kochrezepte oder Reisefotos. Ich schätze den Austausch mit meiner Online-Community sehr – #teamruth4ever –, aber meine Welt hat sich dennoch weitergedreht. Trotzdem habe ich durch diesen digitalen Detox Wichtiges gelernt und mein Verhalten in puncto Social Media noch einmal genauer betrachtet:

- Ich halte mich seitdem nicht mehr mit jedem doofen Kommentar auf.
- Ich blockiere alle, die sich asozial auf meinem Kanal benehmen, denn er ist mein Schloss, daher gelten hier auch meine Regeln.
- Das Internet verführt zu ungefiltertem emotionalen Dreckverschleudern. Und nur weil viele Trolle sich selbst nicht unter Kontrolle haben und ungeniert im Schutz der Anonymität Straftaten begehen und mobben, muss man nicht selbst dafür zur Verfügung stehen.
- Außerdem gibt es klar definierte handyfreie Zonen wie zum Beispiel beim Essen mit Freunden.

LEBEN MAL GANZ ANALOG

Betrachten Sie gemeinsame Zeit mit Ihren Herzensmenschen stets als »Quality Time«, als Zeit, die bewusst genutzt werden sollte, weil sie etwas Besonderes ist. Es bereichert das Leben oft mehr, vom Handy aufzublicken, sich analog zu unterhalten und die Gefühle des anderen ohne Emoji zu interpretieren. Seien Sie dankbar und bleiben Sie aufmerksam. Den eigenen Horizont erweitert man nur im echten ungefilterten Leben.

Wer das Privileg hat zu reisen, sollte dies nutzen. Es reduziert die Welt oft aufs Wesentliche. Ich empfinde tiefes Glück, wenn ich nach einer Wanderung in den Bergen einfach nur sein darf und in die Ferne starre; in einer meiner Lieblingsstädte London, Tel Aviv oder Wien durch die Straßen schlendere und

» SEIEN SIE DANKBAR UND BLEIBEN SIE AUFMERKSAM. DEN EIGENEN HORIZONT ERWEITERT MAN NUR IM ECHTEN UNGEFILTERTEN LEBEN. «

Menschen beobachte. Gerade die Momente, in denen alles zu stimmen scheint, sind wunderbar geeignet, sich für den »Notfall« vorzubereiten, wenn mal wieder nicht alles nach Plan läuft. Legen Sie sich dafür ein paar Floskeln zurecht, die Sie vor sich vertreten können. Womit wir schon bei der nächsten Übung wären …

ÜBUNG: SÄTZE FÜR MEHR SELBSTBEWUSSTSEIN

Oftmals ist man in Situationen der Konfrontation überfordert, weil sie so spontan passieren und sich nicht ankündigen. Während ich vor der TV-Kamera meist ziemlich schlagfertig bin, fehlen mir oft die Worte, wenn mir das wahre Leben ein Bein stellt. Angenommen Sie wiegen aktuell 130 Kilo und haben sich hochmotiviert in einem Fitnessstudio angemeldet. Dort starten Sie vorsichtig und langsam auf dem Laufband mit Powerwalking und ernten mitleidige Blicke. Gehen Sie offensiv damit um. Sagen Sie laut und mit einem strahlenden Lächeln: »Das ist endlich einmal eine angemessene Herausforderung für meinen Körper.« Sie haben recht, das ist es wirklich, und Sie können sich dafür jede einzelne Minute feiern, denn Sie allein haben diese Herausforderung angenommen!

Auch Menschen, die zu dünn sind, werden gemobbt. Ich selbst musste auf die Lieferung meiner Oberweite wirklich eine Ewigkeit warten. Dafür habe ich aber auch lange Zeit reichlich Kohle für BHs gespart. Jede Körperform hat eben ihre Vorteile und bringt die Herausforderungen, damit umzugehen, gleich mit. Das Gute daran, wir sind alle individuell und gut, so wie wir sind.

Hier sind noch mehr Beispiele, wenn jemand unverschämt werden sollte und Ihren Habitus angreift:

- frech: »Wissen Sie, Äußerlichkeiten sind leicht zu verändern. Sie werden nur leider immer wieder mit demselben Charakter aufwachen.«
- humorvoll: »Ja, ich weiß, ich hätte Topmodel werden können, aber das war mir wirklich zu oberflächlich!«
- ehrlich: »Sie wissen, dass Sie mit einem solchen Kommentar jemanden ernsthaft verletzen können. Sie haben Glück, dass ich für Mobbing nicht zur Verfügung stehe!«
- ironisch-interessiert: »Und seit wie vielen Tagen sind Sie jetzt schon unter echten Menschen?«

Ihnen fallen sicher noch bessere Sätze ein! Los gehts! Sinn dieser Übung ist es, durch klare Aussagen bei sich selbst zu bleiben, anstatt mit dem Gegenüber in negative Resonanz zu gehen.

Warum nochmal sollten Sie sich selbst lieben? Ach ja, genau: Warum nicht?

ÜBUNG: DIE BSR-TONNE

Sie steht für **B**allast **s**chnell **r**ückgängig machen. Damit auch alte Einlagerungen die nötige Aufmerksamkeit bekommen und entsorgt werden können, gibt es die BSR-Tonne. Rückgängigmachen ist eine meiner Lieblingsübungen, wenn ich alte Erfahrungen loswerden möchte. Ich gebe diese Übung gerne an Sie weiter. Am besten bestücken Sie die Tonne morgens nach dem Aufstehen oder abends vor dem Schlafengehen. Schließen Sie die Augen und stellen Sie sich einen großen Container oder eine Tonne vor. Hier hinein geben Sie alles, was Sie in Ihrem Leben schon gestört oder auch verletzt hat: Stresssituationen, Ängste, Sorgen, Wut, Krankheiten, Schmerzen, überflüssige Pfunde, Altlasten aus der Vergangenheit …

Das Gute an der Übung ist: Sie machen das Entsorgen ganz für sich alleine. Kein anderer wird das bewerten, was Sie da in die große Tonne werfen. Vielleicht mag das eine oder andere Außenstehenden lächerlich erscheinen, doch für Sie ist es ein Problem. Daher haben Sie auch das Recht, alles, was Ihnen einfällt, »in die Tonne zu treten«. Haben Sie dann alles eingefüllt, halten Sie Ihre Hände über die Tonne, segnen sie mit einem »Das war mal in meinem Leben« und lassen das Ganze zusammenschmelzen, bis wirklich nichts mehr vor Ihrem inneren Auge zu sehen ist. Danach atmen Sie ganz befreit mehrmals tief aus und freuen sich über die spürbare Erleichterung. Im Laufe eines Lebens sammelt sich so einiges an, deshalb empfehle ich, diese Übung mindestens drei Wochen lang regelmäßig zu wiederholen. Später können Sie je nach Stimmungslage immer wieder darauf zurückgreifen.

AUF DAS BAUCHGEFÜHL HÖREN

Natürlich müssen Sie nicht alle beschriebenen Übungen tagtäglich ausführen. Sie werden selbst merken, welche für Sie persönlich sinnvoll sind, und auch hier gilt, in jeder Phase kann etwas anderes für Sie richtig sein. Ausprobieren kostet nichts. Am Ende lassen Sie Ihr Bauchgefühl entscheiden. Ich weiß, ich wiederhole mich, immer und immer wieder.

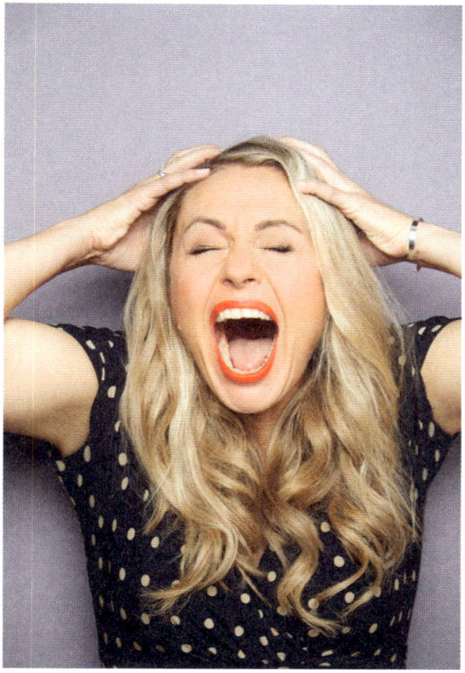

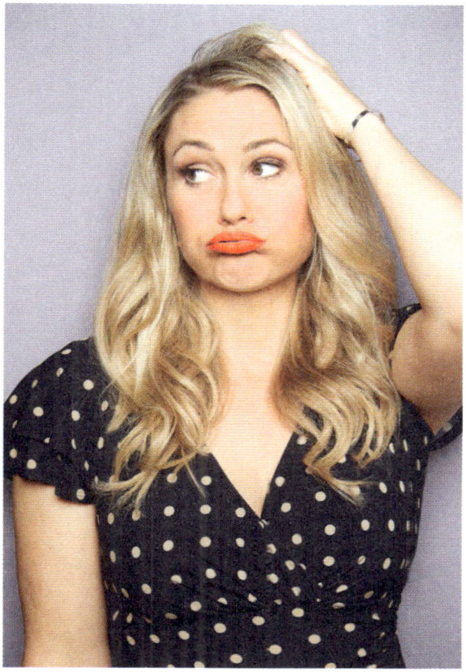

Aber im Grunde kann ich Ihnen hier nur deutlich sagen: Wenn etwas für Sie richtig ist, dann wissen und fühlen Sie das, ganz egal, was andere dazu sagen!

Regelmäßiges Üben und Auffrischen schützt vor neuen Ablagerungen. Das bedeutet, wenn Sie dieses Buch zu Ende gelesen und »durchgearbeitet« haben, legen Sie es vielleicht für ein paar Monate zur Seite. Vergessen Sie es aber bitte nicht, sondern wiederholen Sie das, was Ihnen guttut. Dies kann übrigens jeder auf seine eigene Art und Weise tun. Die einen lernen schnell, wenn sie etwas lesen, andere müssen selbst etwas aufschreiben und wiederum andere verinnerlichen etwas Neues erst dann, wenn sie es laut vor sich hin gesprochen haben, während sie im Zimmer auf und ab gegangen sind. Wie schön, dass wir auch hier wieder einmal ganz unterschiedlich ticken dürfen.

ZUSAMMENFASSUNG:

- Auch Stress kann den Körper übersäuern, krank machen, den Alterungsprozess beschleunigen und die Umwandlung von Tryptophan in Serotonin und Melatonin verhindern. Daher sind mentale Übungen essenziell, wenn es um die Gesundheit geht.
- Legen Sie sich für den Notfall humorvolle Floskeln zurecht, damit Sie vorbereitet sind.
- Lernen Sie, Stressfaktoren neu einzuordnen, und trennen Sie sich gegebenenfalls von unnötigem Ballast.
- Vor der Selbstliebe steht die Selbstfürsorge.

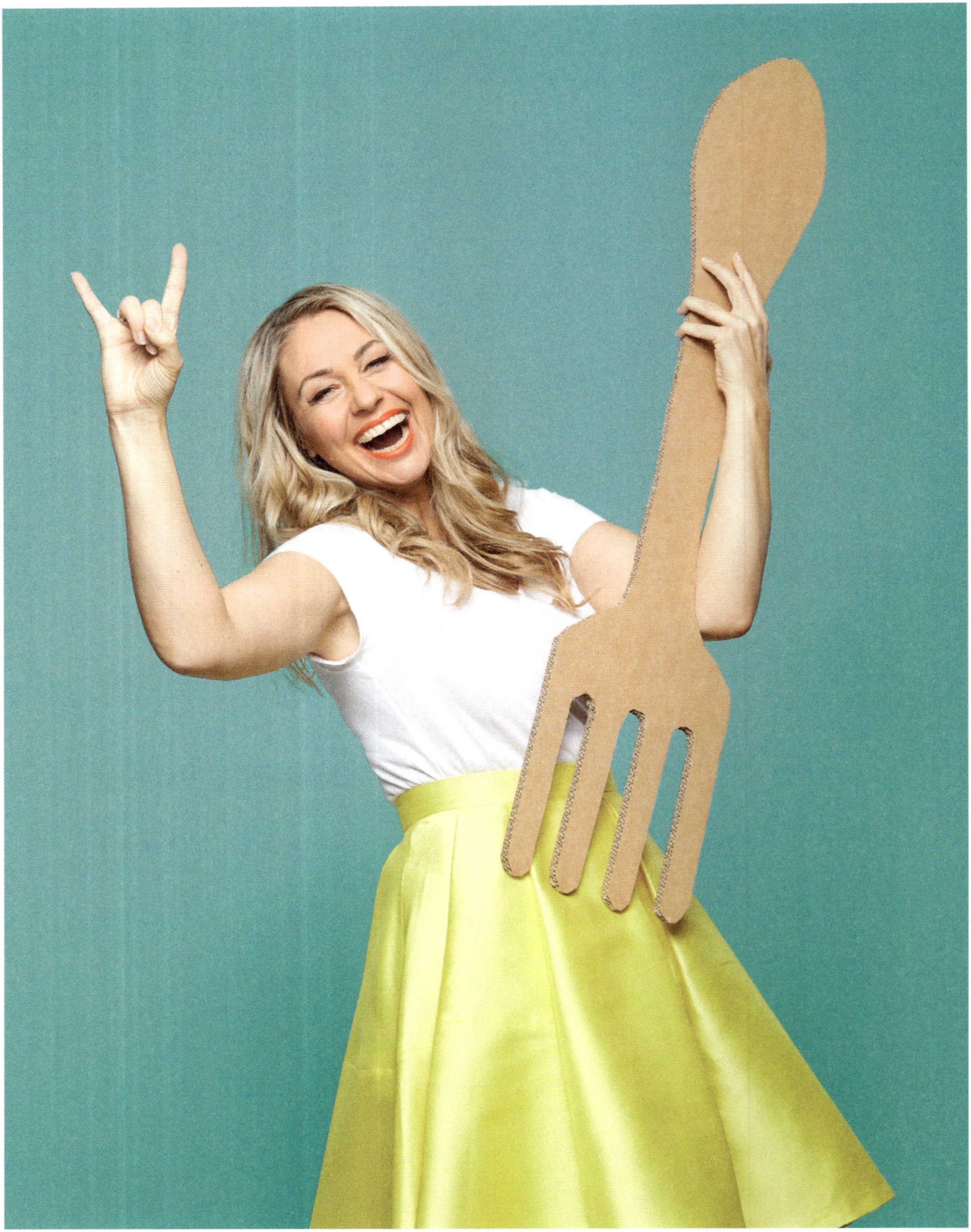

REZEPTE

—

einfach ruthilicious

GUT ZU WISSEN

KÜCHENGERÄTE
Neben der üblichen Ausstattung an Töpfen, Löffeln und einem Herd ist ein Mixer oder ein Pürierstab sinnvoll, eventuell statt Backpapier eine wiederverwendbare Backmatte.

MEAL PREPS
Wer Zeit sparen möchte, bereitet an einem Tag der Woche gleich mehrere Grundlagen vor. Das heißt, Sie erstellen einen Wochenplan und lassen Hülsenfrüchte, Quinoa, Vollkornreis, Hirse oder Buchweizen – das, was Sie in der Woche benötigen werden – über Nacht ankeimen. Weichen Sie sie in Wasser (und wenn vorhanden etwas Natron) ein. Vor dem Kochen gründlich abspülen, garen und auf Vorrat einfrieren. Kartoffeln lassen sich ebenfalls im Voraus kochen, sie kann man mindestens zwei Tage gekocht im Kühlschrank aufbewahren. Suppen und Eintöpfe in größeren Mengen zuzubereiten und einzufrieren, spart nicht nur Zeit, vieles schmeckt aufgewärmt nochmal so gut.

ABNEIGUNGEN
Eine Abneigung ist oft ein Zeichen dafür, dass man ein Lebensmittel nicht gut verträgt. Quälen Sie sich daher nicht, sondern tauschen Sie die entsprechende Zutat einfach gegen eine andere aus.

KNOBLAUCHUNVERTRÄGLICHKEIT
Wer keinen Knoblauch verträgt, kann alternativ dazu ein Gewürz aus dem Ayurvedischen verwenden, um nicht auf die entgiftende Wirkung verzichten zu müssen. Es nennt sich Asafoetida, getrocknetes und vermahlenes Gummiharz spezieller Wurzeln.

NACHTSCHATTENGEWÄCHSE
Sie sind in den Rezepten mit »NSG« gekennzeichnet. Tomate oder Aubergine kann durch dieselbe Menge an Zucchini ersetzt werden. Süßkartoffeln, Topinambur oder Pastinaken ersetzen Kartoffeln.

MANDELMUS/TAHIN
Ich persönlich kaufe immer die dunklen Varianten, hier wurden Mandeln bzw. Sesamsaat inklusive Schale verarbeitet. Das gibt einen intensiveren Geschmack und liefert mehr Mikronährstoffe. Wer zum ersten Mal Nuss- oder Saatenmus verwendet, sollte vorher probieren oder besser die hellen, milderen Varianten kaufen.

VANILLEPULVER
ist getrocknete Vanille inklusive Schote. Man kann sie prima dosieren und im Kühlschrank hält sie sich über Wochen. Vanille lässt Gerichte süßer und lieblicher erscheinen, und man vermisst den Zucker nicht so. Ähnlich verhält es sich mit Zimt.

NOTFALL-SNACKS (AB TAG 1)

- eine kleine Handvoll Mandeln oder Erdmandeln (in Rohkostqualität, sonst schmecken sie zu staubig), gut gekaut; Mandeln wirken zudem prebiotisch, d. h. sie sind Nahrung der guten Darmbakterien.
- 1 EL Kokosmus
- ½ reife Avocado mit 1 TL Apfelessig und etwas Pfeffer
- ½ Salatgurke in Scheiben schneiden und mit insgesamt 1 EL Tahin bestreichen, leicht salzen.
- 2 EL selbst gemachtes Granola (s. S. 118)
- Zwei Datteln entkernen und mit einer Prise Salz und jeweils zwei Mandeln oder ½ TL Tahin oder Mandelmus füllen.
- Einen Apfel entkernen und achteln, mit insgesamt 2 TL Mandelmus beträufeln und mit etwas Zimt würzen.
- Gemüsesticks (Karotte, Gurke, Kohlrabi, Staudensellerie) mit einem Dip aus 1 EL Mandelmus oder Sesammus
- Sesammilch: 1 EL Sesam zusammen mit einer Dattel, ½ TL Lebkuchengewürz und 150 ml Wasser in den Mixer geben und 30 Sekunden mixen.
- Carob-Mandelmilch: 1 EL Mandelmus mit 150 ml Wasser, 1 EL Carob und 1 Prise Vanille mixen.

Basenbrühe

auch prima für zwischendurch als Snack

Die Basenbrühe benötigt man vor allem zur Herstellung der Suppen. Man kann natürlich auch im Bioladen oder im Reformhaus Brühe zum Aufgießen kaufen, wenn man sich die Arbeit sparen möchte. Achten Sie bitte darauf, dass die körnige Brühe keine Hefe und keinen Zucker enthält.
Ich persönlich finde eine selbst gemachte Brühe auch gut, um Gemüsereste zu verwerten. Ich sammle diese über mehrere Tage beim Kochen und bewahre sie in einem Gefrierbeutel im Gefrierschrank auf. Das Gemüse zerkleinern, mit 2 l kaltem Wasser ansetzen und langsam aufkochen, sodass wirklich alle Aromen schön ausgekocht werden können. Nach 30 Minuten köcheln ist die Brühe fertig. Mit Sole abschmecken. Ich lasse das Gemüse bis zum Abkühlen in der Flüssigkeit und siebe dann erst alles durch.
Wer die Brühe als Snack zwischendurch genießen möchte, kann dem Ganzen noch ein großes Stück Ingwer und Kurkuma hinzufügen.

Zutaten | Ergibt etwa 1,5 l

2 Portionen Suppengrün (Sellerie, Lauch, Petersilienwurzel, Karotte)
eventuelle Gemüsereste von Fenchel, Zucchini etc. | 2 Zwiebeln
Sole | Optional: 1 großes Stück Ingwer und gemahlene Kurkuma

Ghee selbst machen

Ghee ist geklärte Butter, die frei von Milcheiweiß und Wasser ist. Daher muss sie nicht gekühlt werden, sie ist leichter verdaulich, bei Allergikern fällt der Trigger Milcheiweiß weg, und sie ist ideal zum Hocherhitzen, Ghee ist super zur Entgiftung geeignet und wird gerne zur Heilung von Magen- und Darmschleimhautentzündungen eingesetzt. Ayurvedisches Ghee kann man nicht selbst machen. Es erfordert bis zu 100 Stunden Köchelei und den Zusatz unzähliger Kräuter. Für einfaches Ghee braucht man etwa 30 Minuten.

Butter in einen Topf geben und bei niedriger Temperatur schmelzen. Der weiße Schaum, der sich oben sammelt, ist das Milcheiweiß, welches mit einem Löffel oder einer Kelle abgeschöpft wird. Die flüssige Butter so lange erhitzen, bis sämtliches enthaltenes Wasser verdampft ist und sich kein Schaum mehr oben sammelt. Bei diesem Vorgang bitte sehr gut aufpassen, ist der Herd zu heiß, bekommt man Nussbutter, also braune Butter. Das schmeckt zwar auch köstlich, ist aber nicht das, was wir haben wollen. Das Ghee ist fertig, sobald die Flüssigkeit ganz klar, also durchsichtig, ist. Abkühlen lassen, in ein ausgekochtes Glas füllen und im Vorratsschrank aufbewahren.

Zutaten | Ergibt etwa 400 ml

500 g Süßrahm- oder Sauerrahmbutter in Bioqualität
1–2 ausgekochte, sterile Marmeladen- oder Einmachgläser

Sole selbst machen

Oh Sole mio ... Sole ist eine 26 %ige Salzlösung, die man sich ganz einfach selbst herstellen kann.
Dazu ein paar Brocken Himalaya-Salz in einen verschließbaren Glasbehälter (altes Marmeladen- oder Honigglas) geben und diesen randvoll mit Wasser auffüllen. Das Salz löst sich solange auf, bis die Flüssigkeit gesättigt, d. h. jedes Wassermolekül von Salz-Ionen umgeben ist. Je nach Bedarf etwas davon abschöpfen und solange mit Wasser auffüllen, bis die Salzbrocken komplett verschwunden sind. Dann muss wieder Salz aufgefüllt werden.
Die Sole kann aufgrund ihres hohen Salzgehaltes nicht schlecht werden und hat eine ausgleichende Wirkung auf den Organismus. Man kann damit nicht nur Speisen würzen, sondern auch Entspannungsbäder machen, Nasenspülungen bei Erkältungen, Gesichtsmasken, den Blutdruck regulieren oder einfach mal eine Kur machen und parallel zum Detox den Tag auf nüchternen Magen mit einem Glas lauwarmem Wasser und 1 TL Sole starten.
Himalaya-Salz ist vor vielen Millionen Jahren aus dem Urmeer entstanden, welches ausgetrocknet ist und durch Erdverschiebungen in der Tiefe zusammengepresst wurde. Angeblich entstanden durch diesen Druck geometrisch perfekte Salzkristalle, die vom Körper sehr gut verwertet werden können. Anders als bei Meersalz ist Steinsalz nicht mit Quecksilber und anderen Umweltgiften belastet.

ab Tag 1

Switchel-Grundrezept

Was klingt, wie der verzweifelte Versuch, betrunken ein Taxi zu rufen, ist ein geniales Erfrischungsgetränk, welches dank seiner Zutaten beim Detoxen unterstützt. Fans behaupten sogar, der Switchel würde beim Abnehmen helfen. Zumindest dann, wenn man es alternativ zu Cola und Limo trinkt. Die folgenden Rezepte ergeben alle Konzentrate, die im Kühlschrank mehrere Tage haltbar sind. Bei Bedarf mit zwei Dritteln Wasser auffüllen und genießen. Die Zutaten in einen Mixer geben, je nachdem, ob das Grundrezept hergestellt wird oder zusätzlich durch die unterschiedlichen Komponenten ergänzt werden soll. Etwa 2 Minuten mixen, bis wirklich alles winzig klein ist. Ich presse Zitronen übrigens selten aus, wenn ich mit dem Mixer arbeite: Einfach mit einem Messer die Schale abschälen, die Zitrone klein schneiden und rein damit. Danach alles durch ein feines Küchensieb geben und fertig ist der Switchel. Ich verwende zum Sieben ein günstiges Wäschesäckchen aus dem Drogeriemarkt, damit wirklich alle Kleinteile entfernt werden.

Zutaten | Ergibt 550 ml Konzentrat

100 ml Apfelessig | 400 ml Wasser | 1 Zitrone (etwa 100 g)
1 Stück Ingwer (15 g) | 2 TL Ahornsirup

ab Tag 1

Switchel-Variationen

Die Zutaten aus dem Grundrezept sowie die angegebenen zusätzlichen Zutaten in einen Mixer geben, etwa 2 Minuten mixen, bis alles ausreichend zerkleinert ist. Dann durch ein feines Küchensieb bzw. durch ein Siebtuch geben.

Zusätzliche Zutaten | Ergibt jeweils 550 ml Konzentrat

Kurkuma-Switchel: 10 g Kurkuma
(oder 1 TL gemahlene Kurkuma) | ¼ TL schwarzer Pfeffer
Himbeer-Minze-Switchel: 100 g frische Himbeeren (oder TK-Himbeeren)
Blätter von 4–5 Stängeln frische Minze

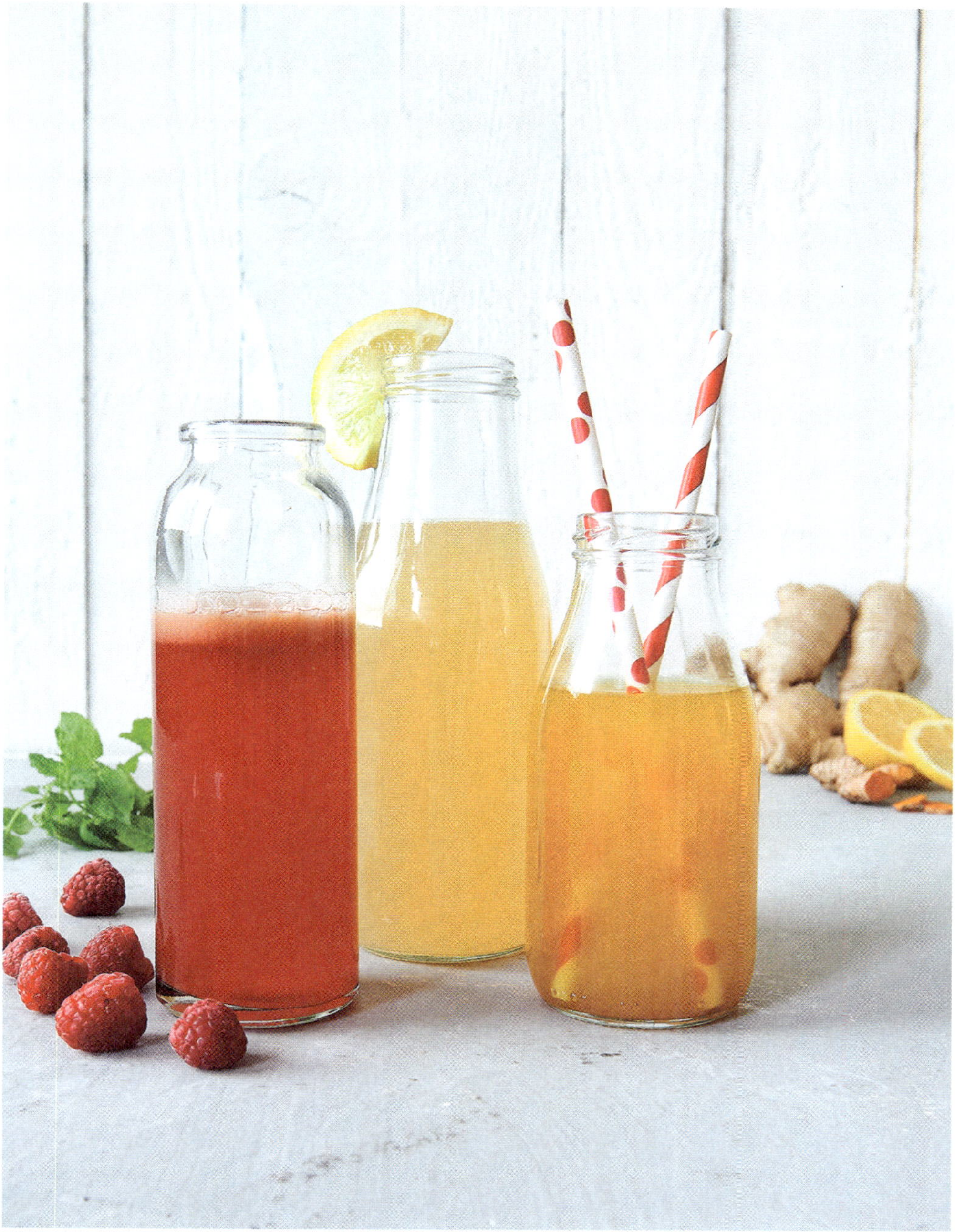

ab Tag 1

Kurkuma-Tee

Wem Kurkuma-Latte, also die goldene »Milch«, siehe unten, zu abgefahren ist, der macht sich einen köstlichen und ebenso gesunden Kurkuma-Tee. Dafür einfach die Zutaten in eine große Tasse geben, mit dem kochenden Wasser aufgießen, und nach 5 Minuten kann das Heißgetränk getrunken werden (Bild s. S. 108)

Zutaten | Für 1 Portion

1 TL gemahlene Kurkuma | 1 Prise schwarzer Pfeffer
Optional: einige Scheiben Ingwer | 200 ml kochendes Wasser

ab Tag 1

Goldene »Milch«

Das ultimative Powerfrühstück, welches innere Wärme spendet. Um ehrlich zu sein, ich fand goldene »Milch« ganz lange Zeit echt abschreckend. Kurkuma kannte ich nur aus Currymischungen und als Kapseln, deren Einnahme das Immunsystem unterstützen sollten. Dass die gelb färbende Wurzel als Smoothie extrem lecker schmeckt, hätte ich nicht gedacht. Doch inzwischen gehe ich jedem damit auf den Senkel und habe sogar schon meine Schwiegermutti damit versorgt. Alle Zutaten in einen Mixer geben und zusammen mit dem Wasser 2 Minuten mixen (Bild s. S. 108).

Zutaten | Für 1 Portion

15 g Kurkuma (oder 1 TL gemahlene Kurkuma) | 5 g Ingwer, geschält
¼ TL schwarzer Pfeffer | 1 EL Kokosöl | 2 EL geschälte Hanfsamen
1 getrocknete Medjool-Dattel | ½ TL Anissamen | 1 kräftige Prise Muskatnuss
250 ml heißes (nicht kochendes) Wasser

ab Tag 1

Detox-Rübe

Schon als Kind war ich verrückt nach Roter Bete und auch heute liebe ich die herrlich hübschen Power-Knollen. Sie geben Energie, machen satt, fördern die Verdauung und sollen die Blutbildung unterstützen. Perfekt, wenn man eine Komplettreinigung vorhat. Alles klein schneiden und zusammen 1 Minute mixen, fertig (Bild s. S. 108)!

Zutaten | Für 1 Portion

1 gegarte Rote Bete (mind. 70 g) | Saft von 1 Zitrone
1 EL geschälte Hanfsamen | 200 ml Wasser

ab Tag 1

Beauty-Smoothie

Pflanzenwasser ist das Beste. Wir versorgen damit unseren Körper nicht nur mit reichlich Flüssigkeit, sondern auch mit allen guten Nährstoffen aus der Pflanze. Dieser Smoothie sorgt deshalb für schöne Haut und reinigt das Bindegewebe. Also, her damit!
Gurken enthalten sehr viel Flüssigkeit, daher gebe ich immer erst die zerkleinerte Gurke mit 100 ml Wasser in den Mixer und schaue, wie viel Flüssigkeit ich noch benötige. Je purer und unverdünnter, desto besser. Danach kommen die restlichen Zutaten dazu und werden ebenfalls klein gemixt. Der Staudensellerie verleiht dem Ganzen so eine herrliche Würzung (Bild s. S. 108).

Zutaten | Für 1 Portion

½ Salatgurke | 100 – 150 ml Wasser | ½ Bund Petersilie
1 Stange Staudensellerie

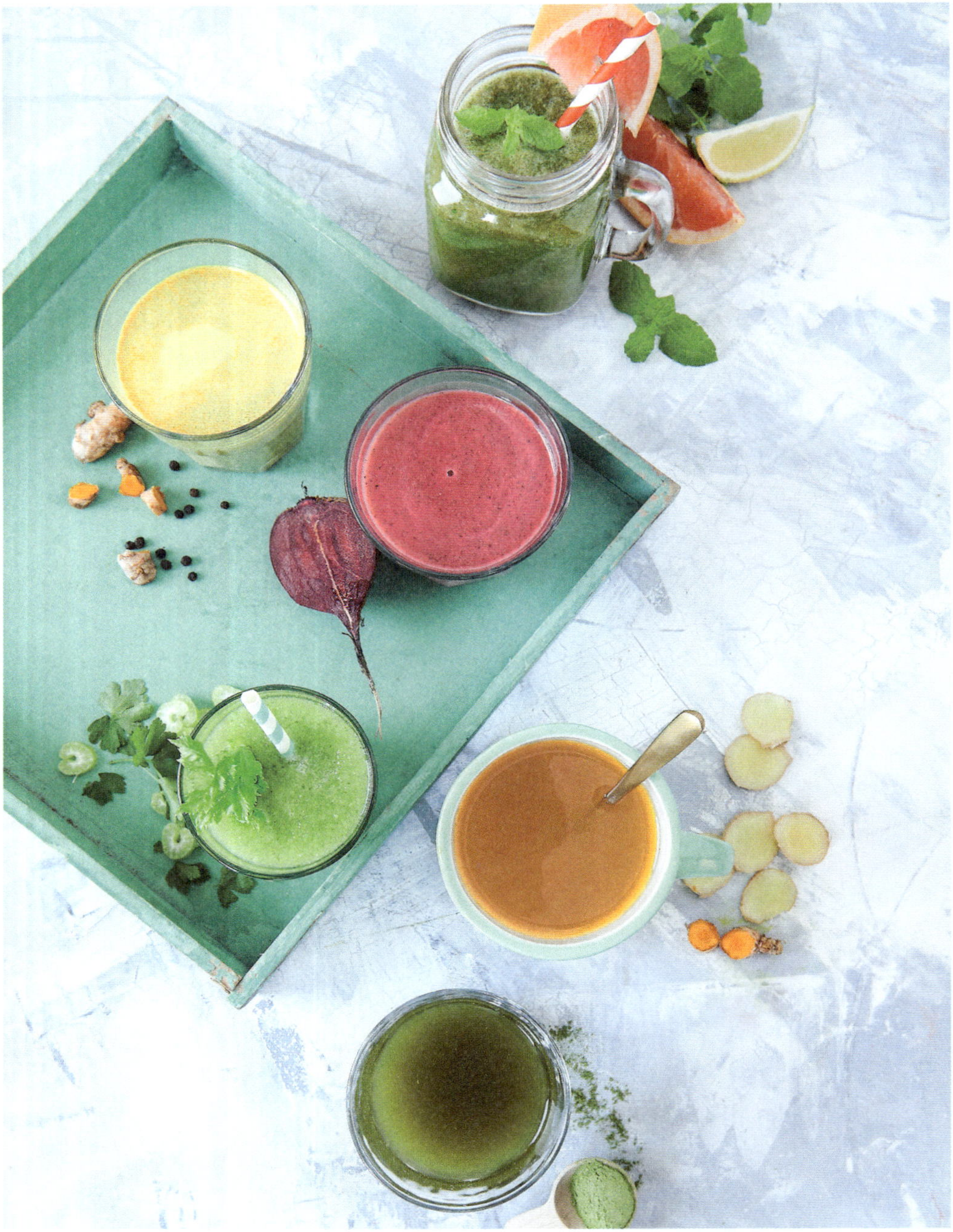

ab Tag 1

Grasquickie am Nachmittag

Mein ganz persönliches Hallelujah zu den bombastischen Inhaltststoffen von Gerstengras können Sie im Kapitel Superfoods (s. S. 167) nachlesen. Leider ist das Superfood geschmacklich nicht ganz so super.
Ich pimpe mir meinen Grasdrink daher gerne mit Apfel- oder Aroniasaft. Alles gut mit dem Wasser verrühren und dann runter damit.
Das basische Getränk sollte immer mit einem Abstand von mindestens 30–60 Minuten zu einer Mahlzeit getrunken werden.

Zutaten | Für 1 Portion

1 EL Gerstengraspulver | 50 ml Apfelsaft (oder Aroniasaft)
200 ml Wasser

ab Tag 1

Detox-Smoothie mit Gerstengras

Und da ist es wieder, das Supergras. Diesmal im Smoothie versteckt und noch angenehmer zu verzehren als beim Grasquickie. Auch diesmal gehen alle Zutaten grob zerkleinert in den Mixer oder in ein großes Glas, worin man sie mit dem Stabmixer bearbeiten kann. Und schon ist der Detox-Smoothie fertig! Man kann ihn übrigens auch in Eisförmchen gießen, ins Tiefkühlgerät geben und später als Eis genießen. Im Winter vielleicht nicht ganz so attraktiv, aber der nächste Sommer kommt bestimmt!

Zutaten | Für 1 Portion

½ Grapefruit | 1 Handvoll Minzeblätter | ½ Gurke
½ Zitrone | 1 EL Gerstengras | 150 ml Wasser

Carob-Chia-Pudding
mit Grapefruit

Dieses »Froschlaich-Feeling«, das du niemals vergisst … Leute, wir müssen wirklich mal über all diese handelsüblichen Chiapuddings sprechen. Ich gelobe beim Barte des Laubfrosches, wer die Chias in den Mixer haut, wird es nicht bereuen. Und wer morgens keine Zeit hat, 15 Minuten zu warten, bis die Chiasamen ausreichend Flüssigkeit gezogen haben, lässt sie über Nacht in der Mandelmilch und mit dem Carob quellen. Dann dauert es wirklich nur noch 5 Minuten bis zum vollständigen Genuss: Alles in den Mixer, 30 Sekunden durchgequirlt oder den Stabmixer betätigt. Grapefruit schälen und in kleine mundgerechte Stücke zerteilen. Pudding drüber, fertig! Zur Kombination muss ich nichts sagen, der Geschmack spricht für sich selbst!

Zutaten | Für 1 Portion

2–3 EL Chiasamen | 200 ml Mandelmilch (oder 50 ml Kokosmilch und 150 ml Wasser) | 1–2 EL Carobpulver | ½–1 pinke Grapefruit

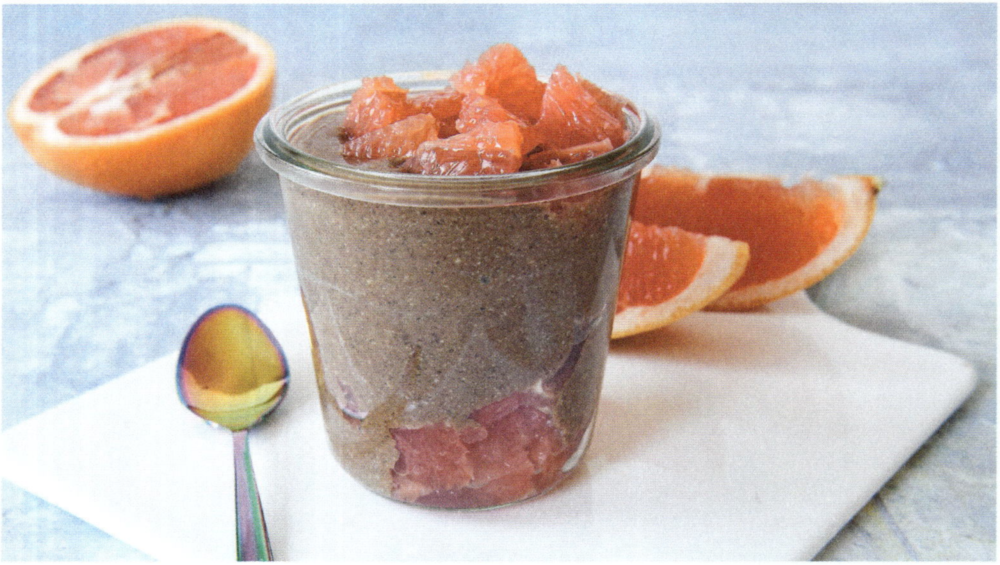

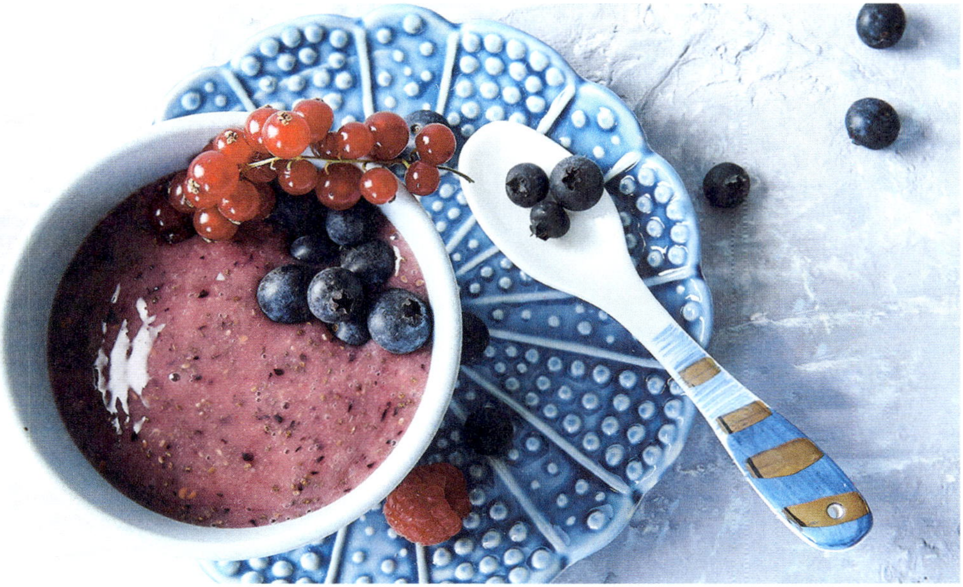

ab Tag 1

Beeren-Chia-Pudding

Chiapudding und Beeren sind eine tolle Kombination. Mal abgesehen davon sieht es superhübsch aus. Pink rules the world, ladies and gentlemen! Die Chiasamen sollten mindestens 15 Minuten, am besten über Nacht in der Kokosmilch gemischt mit 100 ml Wasser quellen. Kurz vor dem Verzehr dürfen sie dann zusammen mit den Beeren gemixt werden, damit die Körnchen zu einer cremigen Masse werden. Beerenmäßig erlaubt ist alles, was schmeckt: Blaubeeren, Brombeeren, Mischungen von Waldbeeren. Nur Braunbären sind nix. Zu groß und haarig. Sorry, der musste sein. Je nach Süße und Säure der Beeren mit etwas Ahornsirup nachsüßen und mit Zitronensaft abschmecken. Mit ein paar Beeren dekorieren.

Zutaten | Für 1 Portion

2–3 EL Chiasamen | 100 ml Kokosmilch
1 große Handvoll Beeren (frisch oder TK), plus einige Beeren für die Deko
Optional: 1 TL Ahornsirup | Zitronensaft

Herzhafte Frühstücksmuffins

Das ideale To-Go-Frühstück, wenn man es morgens eilig hat oder einfach für mittags was zum Salat dazu haben möchte. Kohlenhydrate in komplexer Form genossen, sind nicht böse, sondern liefern moderat Energie. Die Muffins sind mit und ohne Aufstrich sehr lecker. Denn dank der Zucchini werden sie schön saftig! Den Ofen auf 175 °C Umluft vorheizen. Leinsamen mörsern oder schroten, mit Wasser bedecken und zur Seite stellen. Kastanienmehl, Salz, Pfeffer, Natron und Kräuter gut miteinander vermischen. Dann mit 100 ml Wasser und den Leinsamen-»Eiern« zu einem Teig verarbeiten. Die Zucchini und optional die Tomaten unterheben und zuletzt den Apfelessig dazugeben. Das macht das Ganze schön fluffig. Den Teig auf sechs Muffinförmchen verteilen und 18–20 Minuten backen. Die Backzeit ist wie immer abhängig vom Ofen. Daher rechtzeitig den Zahnstochertest machen. Holzstäbchen in die Mitte des Muffins pieken. Kommt es ohne anhaftenden flüssigen Teig wieder raus, ist der Muffin durchgebacken.

Zutaten | Ergibt 6 Muffins

2 EL Leinsamen | 100 g Kastanienmehl | ½ TL Salz | schwarzer Pfeffer 2 TL Natron | 1 TL Thymian (möglichst frisch) | 1 TL Oregano (möglichst frisch) | 100 g Zucchini, grob geraspelt | Optional: 2 TL Tomatenmark oder einige gehackte getrocknete Tomaten (NSG) | 2 EL Apfelessig

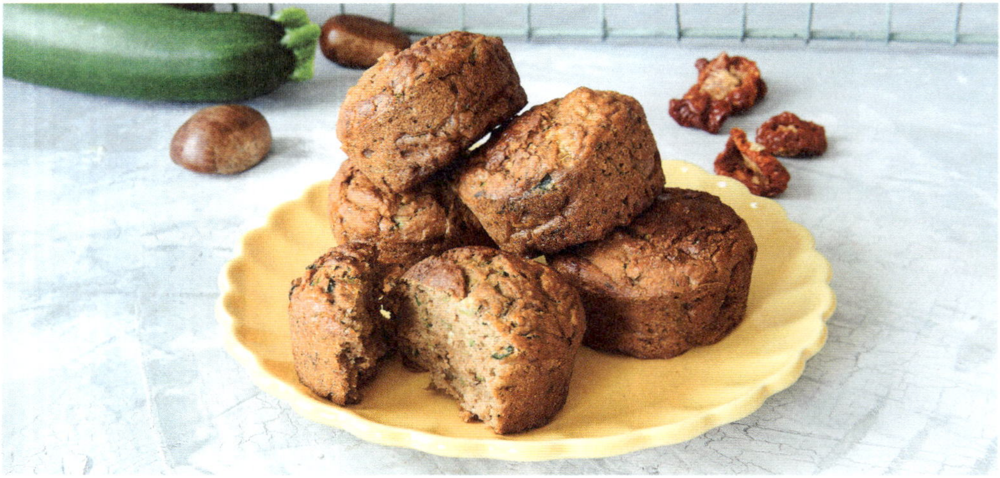

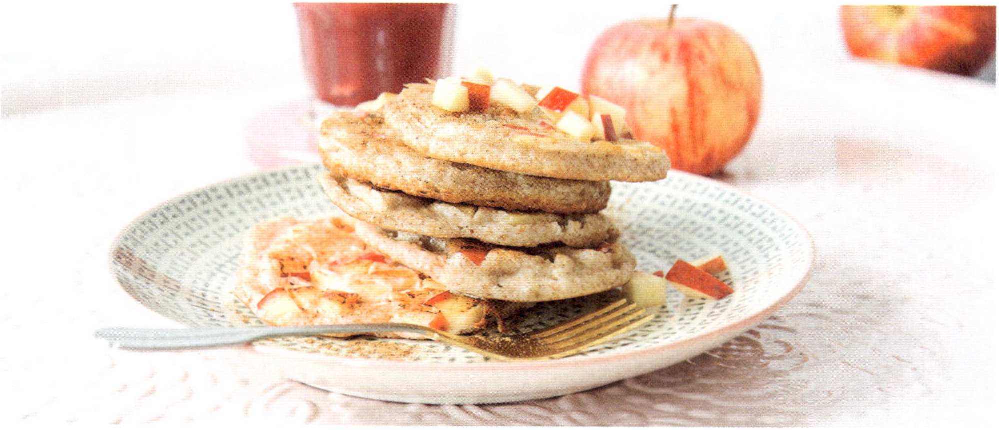

ab Tag 8

Fluffige Buchweizen-Pancakes

Hand hoch, wer liebt Pancakes? – Ich auch. Deshalb will ich auf einem vernünftigen Speiseplan nicht darauf verzichten. Und diese hier werden soooo fluffig, Kinners! Wichtig ist es, dass der Buchweizen über Nacht ankeimen kann, damit sich Enzym-Inhibitoren und schwer verdauliche sekundäre Pflanzenstoffe abbauen. Am nächsten Tag das Einweichwasser weggießen und den Buchweizen in einem Sieb gut abspülen. Zusammen mit dem Natron und der Kokosmilch glatt pürieren. Zuletzt den Apfelessig dazugeben und einmal ordentlich durchrühren. Sie werden sehen, wie der Teig blubbert und schon schön an Volumen zunimmt. Kurz ruhen lassen. In der Zwischenzeit den Apfel in kleine Stücke schneiden. Die Hälfte des Kokosöls in einer beschichteten Pfanne erhitzen, drei Teigportionen aus je 2 EL Teig hineingeben und mit Apfelstücken belegen. Fängt der Teig an, an der Oberfläche Blasen zu bilden, die Pancakes umdrehen und durchbacken. Mit der zweiten Portion genauso verfahren, sodass man am Ende sechs Pancakes hat. Diese mit Zimt bestäuben, und wer möchte, gönnt sich als Topping 1 TL Ahornsirup. Mehr bitte nicht, sorry.

Zutaten | Ergibt 6 Pancakes

90 g Buchweizen, über Nacht eingeweicht | ½–1 TL Natron
40 ml Kokosmilch | 1 EL Apfelessig | 1 kleiner Apfel | 2 TL Kokosöl
1 TL gemahlener Zimt | Optional: 1 TL Ahornsirup

Buchweizenbrot

Brot ist eigentlich ein No-Go beim klassischen Detox. Dieses hier ist aber aufgrund seiner Zubereitung und Zutaten erlaubt. Es soll Ihnen den Alltag erleichtern, wenn es mal schneller gehen muss. Das Kokosöl in 100 ml kochendem Wasser schmelzen und danach 200 ml kaltes Wasser zugeben. Den eingeweichten Buchweizen in einem Sieb waschen und abtropfen lassen. Zusammen mit dem Kokosöl-Wasser und dem Ahornsirup gut durchmixen, sodass ein glatter Teig entsteht. Chiasamen, Flohsamenschalen, Brotgewürz und Salz dazugeben und nochmals gut durchmixen. Zuletzt die Sonnenblumenkerne unterheben und alles in eine Silikonform oder eine mit Backpapier ausgelegte Kastenform geben. Der Teig sollte nun etwa 1 Stunde vor sich hin quellen, damit die Flohsamenschalen und die Chiasamen ihre Bindung entwickeln können: Schleimstoffe, die nicht nur für die Verdauung prima sind, sondern eben auch wunderbar die Kleberwirkung von Gluten (was nichts anderes als Weizenklebereiweiß ist) ersetzen können. Das Brot bei 175 °C Umluft 30 Minuten backen. Dann aus der Form nehmen und weitere 40 Minuten backen. Das Brot vor dem Genießen erst komplett abkühlen lassen.

Tipp: Ich halbiere das Brot nach dem Abkühlen und friere eine Hälfte ein.

Zutaten | Ergibt 1 Brot (Kastenform 20 cm)

3 EL Kokosöl | 250 g Buchweizen, über Nacht in Wasser eingeweicht
1 EL Ahornsirup | 100 g Chiasamen | 3 EL gemahlene Flohsamenschalen
1 EL Brotgewürz (oder eine selbst hergestellte Mischung aus Fenchel, Anis und Koriander) | 2 TL Salz | 90 g Sonnenblumenkerne (oder Kürbiskerne)

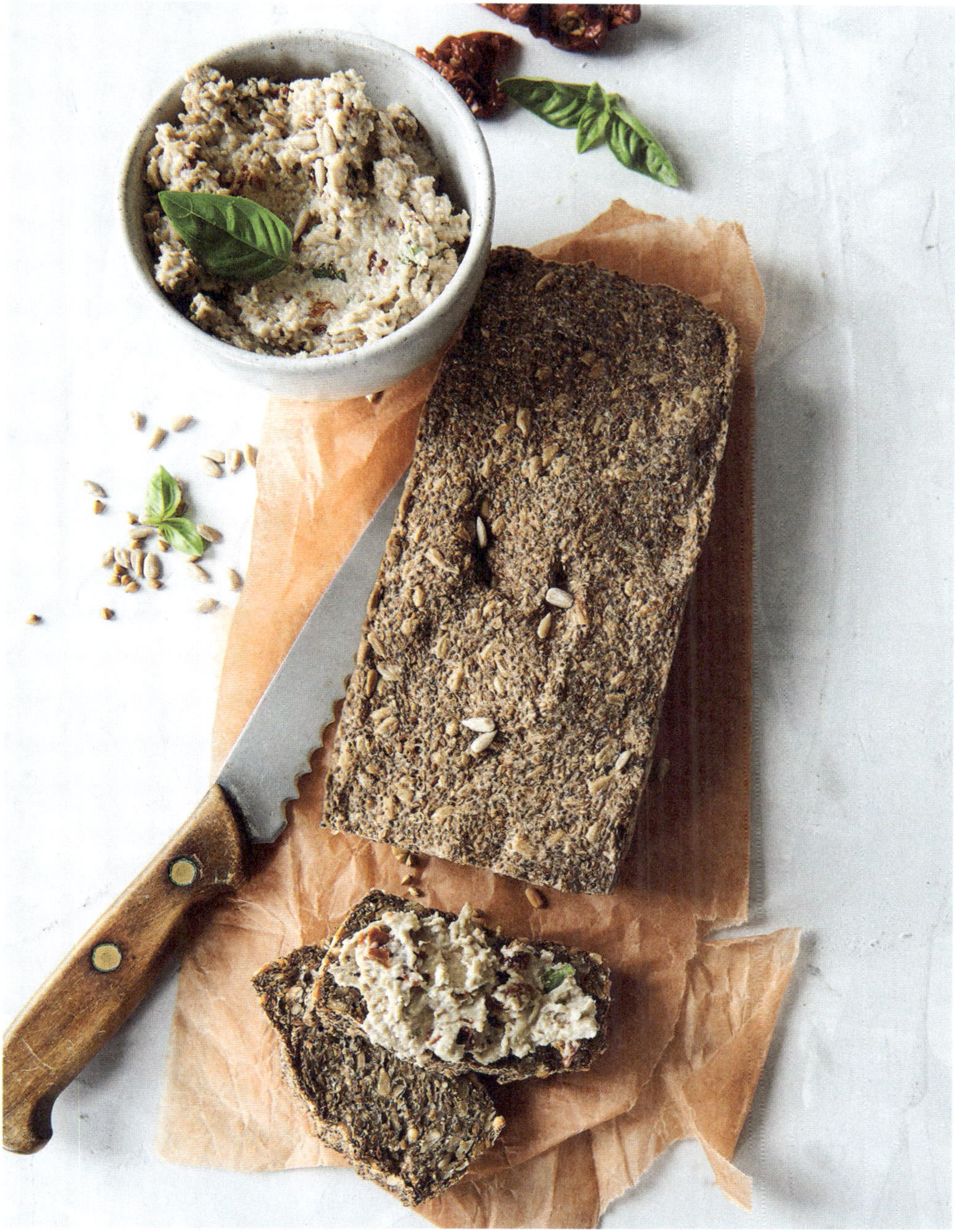

ab Tag 8

Mediterraner Brotaufstrich

Dieser Aufstrich ist ein Opportunist, er passt einfach zu allem: auf Brot, zu Crackern, als Topping zu Pell- oder Süßkartoffeln oder einfach als Dip zu Gurke, Rettich, Sellerie und Karottensticks. Auch hier geht die Zubereitung denkbar einfach. Die Sonnenblumenkerne mit 100 ml Wasser, dem Limettensaft und dem Olivenöl zu einem Brei pürieren. Die Tomaten klein schneiden und zusammen mit der geraspelten Pastinake und dem gehackten Basilikum gut mischen.
Das Ganze dann im Kühlschrank in einem gut gereinigten Schraubglas oder in einer Tupperdose aufbewahren (Bild s. S. 115).

Zutaten | Ergibt etwa 300 g

80 g Sonnenblumenkerne | Saft von ½ Limette | 2 EL Olivenöl
8 sonnengetrocknete Tomaten (aus dem Glas; NSG) | 100 g Pastinake (oder Karotte), geraspelt | einige Blätter Basilikum, gehackt

ab Tag 8

Müsli Bircher Art

Bis heute lieben Millionen Menschen das Birchermüsli. Im Originalrezept des Schweizer Arztes Max Bircher-Benner wird ein Frischkornbrei aus rohem Getreide hergestellt, welches über Nacht in Wasser einweicht und am nächsten Tag zusammen mit Apfel, Nüssen und Sahne gegessen wird. Meine Version ist detox-geeignet, da sie ohne Milchprodukte auskommt. Sie ist sehr bekömmlich und lecker, denn durch die Ruhezeit über Nacht werden die Haferflocken so schön geschmeidig und cremig. Die Haferflocken, Apfel, Beeren, Cranberrys bzw. Rosinen, Mandeln und Vanille mit dem Joghurt gut verrühren und abgedeckt über Nacht ziehen lassen. Vor dem Genuss nochmals gut umrühren (Bild s. S. 119)!

Zutaten | Für 1 Portion

4–5 EL glutenfreie Haferflocken | ½ Apfel, gerieben | 1 Handvoll Beeren (TK oder frisch) | 1 EL getrocknete Cranberrys (oder Rosinen)
1 EL gehackte Mandeln (oder Erdmandeln) | etwas gemahlene Vanille
200 g Mandeljoghurt (oder Cashewjoghurt oder 100 g Kokosjoghurt mit 100 ml Wasser verdünnt)

ab Tag 8

Schlemmermüsli-Mischung

Vorbereitung ist der halbe Detox. Ja, ernsthaft! Viele Menschen lassen sich schneller verführen, wenn sie gerade nichts Gesundes zur Hand haben, ihnen aber der Magen auf halb Acht hängt. Diese basische Mischung an guten Sachen hat es in sich. Man kann das Müsli vielseitig verwenden. Das Erdmandelmehl ist optional, es gibt etwas Süße dazu und Prebiotika für die Darmflora. Der größte Aufwand hier ist das Abwiegen. Ansonsten muss man einfach nur alles gut miteinander vermischen und das Ganze in eine verschließbare Dose packen.

Die Müslimischung morgens mit kochend heißem Wasser übergießen und 10 Minuten ziehen lassen. 1 EL Ghee, Kokosmus oder Kokosöl dazu, Beeren oder ½ klein geschnittener Apfel drüber, fertig. Oder die Mischung über Nacht mit etwas Wasser oder Mandelmilch durchziehen lassen und morgens kalt genießen. Oder als Porridge zubereiten: etwa 3 Minuten mit Mandelmilch oder Wasser aufkochen. Ich gebe bei großem Hunger gerne noch 100 g rohe, geraspelte Süßkartoffel, Zucchini oder Karotte zum fertigen Porridge. Umrühren, fertig! Schmeckt herrlich (Bild s. S. 119)!

Zutaten | Ergibt 900 g Basismischung

350 g Buchweizenflocken | 100 g Quinoapops (oder Hirsepops)
150 g Mandeln, grob gehackt | Optional: 80 g Erdmandelmehl
3 g gemahlene Vanille | 3 TL gemahlener Ingwer | 2 EL gemahlener Zimt
200 g getrocknete Aprikosen, klein geschnitten
Zum Anrichten pro Portion: 1 EL Ghee (oder Kokosmus oder Kokosöl)
½ Apfel (oder einige frische Beeren)

Granola

Allein dieser Duft, der die Wohnung durchzieht, wenn Sie das Granola im Ofen backen, erinnert an die Kindheit, an Weihnachten …
Es lohnt sich, direkt eine größere Menge zu produzieren. Wenn Sie es nicht alleine vernaschen wollen, verschenken Sie einen Teil und verdoppeln so die Freude.
Kokoschips, Sonnenblumenkerne und Sesam mischen. Die Mandeln grob hacken und dazugeben. In einem Rührbecher die entsteinten Datteln mit heißem Wasser übergießen und etwa 10 Minuten ziehen lassen. Den Ofen auf 150 °C Umluft vorheizen. Das Wasser abgießen und die Datteln mit etwas gemahlener Vanille, Carob, Sole und Kokosöl gut pürieren. Es sollte ein flüssiger Brei entstehen. Ist die Masse zu fest, noch etwas Wasser einrühren und dann mit den Kernen vermischen. Die Masse gleichmäßig auf ein mit Backpapier ausgelegtes Backblech streichen und 30–35 Minuten backen. Damit das Granola gleichmäßig geröstet wird, alle 10 Minuten mit einem Schieber oder Löffel wenden. Zum Abkühlen im warmen Ofen lassen.
Das Granola hält sich über Wochen in einer verschließbaren Dose, wenn es nicht vorher vernascht wird. Passt zu Kokos-, Cashew- oder Mandeljoghurt, zu Beeren, Süßkartoffeln, als knusprige Deko oder einfach so als Snack!

Zutaten | Ergibt ca. 400 g Granola

100 g Kokoschips | 50 g Sonnenblumenkerne | 50 g Sesam
90 g Mandelkerne (mit Haut) | 4 getrocknete Medjool-Datteln (70–80 g)
gemahlene Vanille | 3 EL Carob | 1 EL Sole | 3 EL Kokosöl

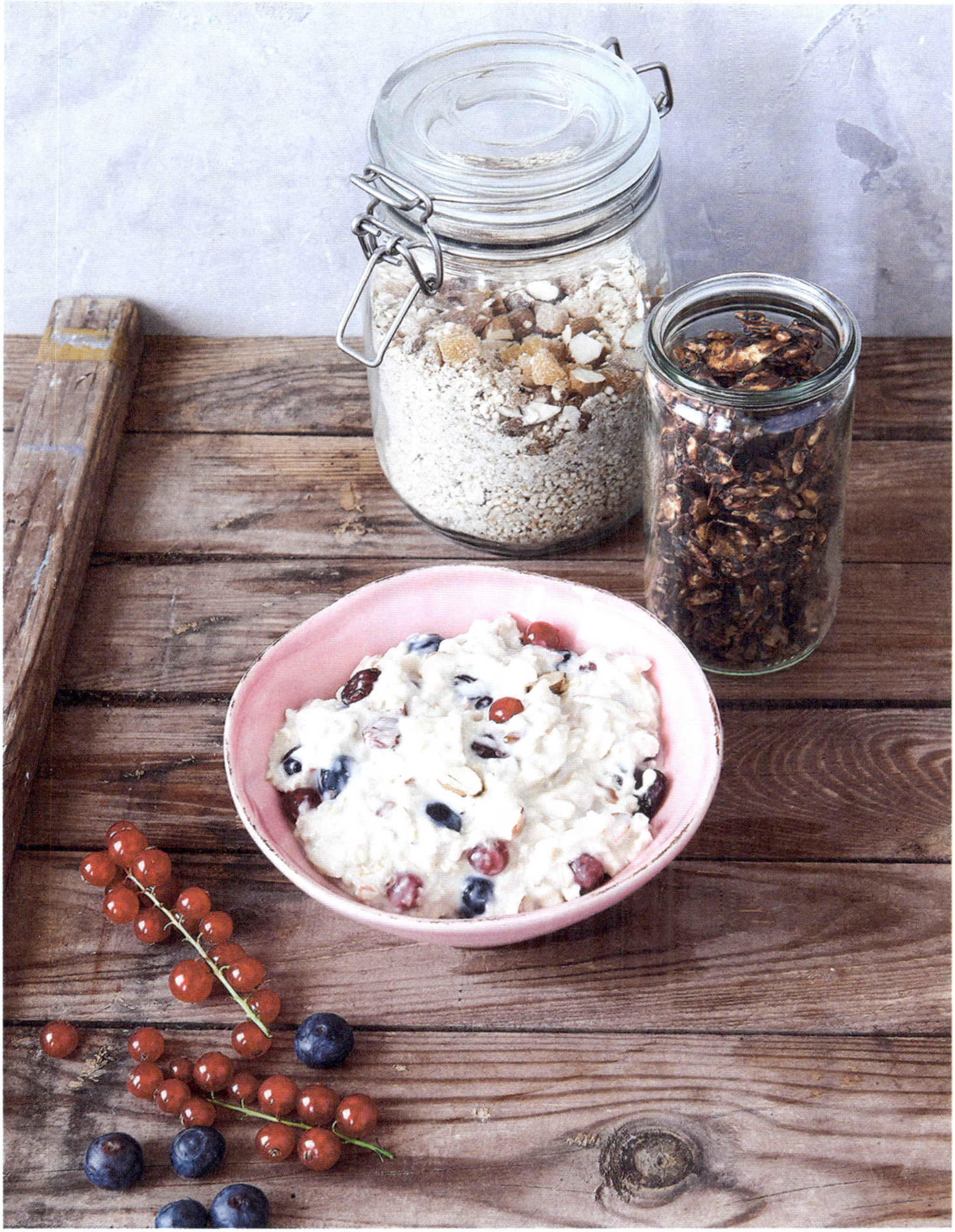

ab Tag 1

Gefüllte Süßkartoffel

Süßkartoffel zum Frühstück ist für mich der real gewordene Foodporn. Gut, es soll Menschen geben, die keine Süßkartoffeln mögen. Aber man kann schließlich nicht alle glücklich machen. Für alle übrigen gilt: Eine Süßkartoffel im Ofen garen. Das dauert je nach Größe etwa 30 Minuten.

Für meine persönliche Ökobilanz lege ich immer, wenn ich Brot oder Cracker backe, ein, zwei in Alufolie gewickelte Süßkartoffeln mit in den Ofen. Dann habe ich direkt etwas Leckeres für den nächsten Tag.

Die gegarte Süßkartoffel abkühlen lassen, längs aufschneiden und mit etwas Zitronensaft beträufeln. Kokosjoghurt in die Mitte geben und mit reichlich Beeren nach Wahl dekorieren. Meine Feel-Good-Mischung besteht aus einer gewürfelten frischen Feige, einer Handvoll Blaubeeren, ein paar Johannisbeeren, fünf Physalis gewürzt mit etwas Zimt. Wer mag, dekoriert noch mit Granola (s. S. 118), Hanfsamen oder Mandelmus.

Zutaten | Für 1 Portion

1 Süßkartoffel | etwas Zitronensaft | 125 g Kokosjoghurt (oder Cashewjoghurt)
1 große Handvoll Beerenmischung nach Wahl (z. B. Blaubeeren, Johannisbeeren, Physalis) | ½ TL gemahlener Zimt | 2 EL Granola (oder 1 EL geschälte Hanfsamen oder 1 EL Mandelmus)

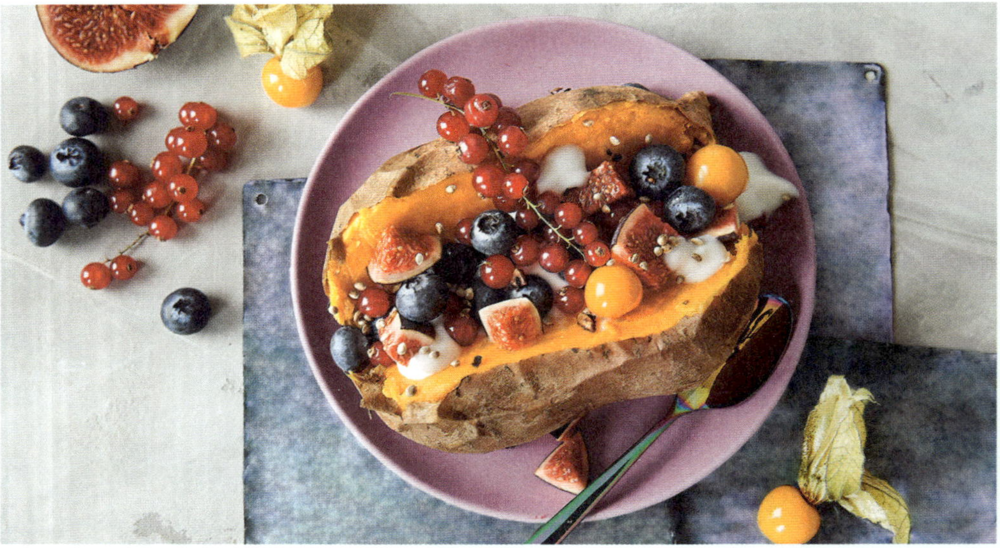

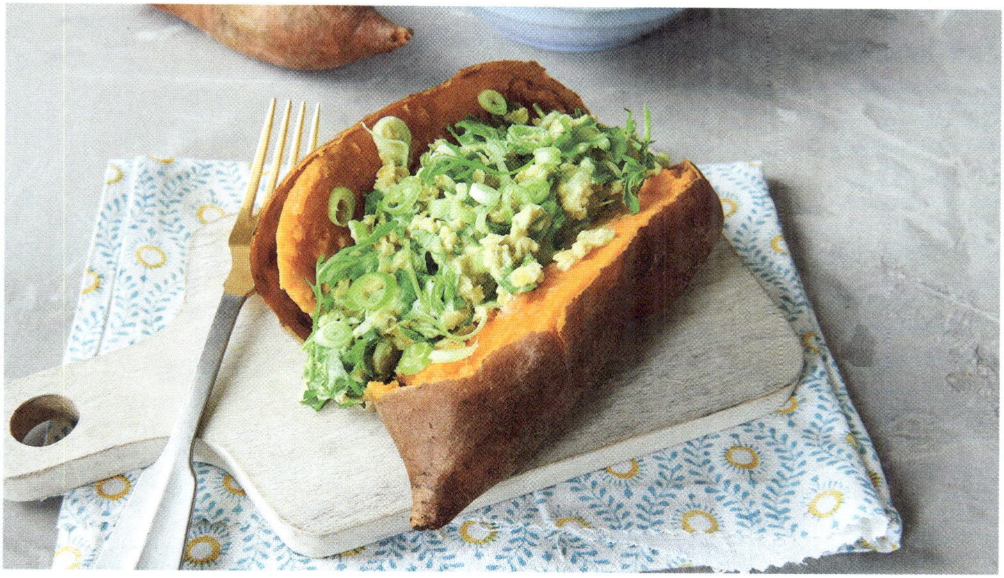

ab Tag 8

Herzhaft gefüllte Süßkartoffel

Ähnlich wie die süße Variante der gebackenen Süßkartoffel ist natürlich die herzhafte Knolle ebenfalls ein absoluter Genuss! Auch hier gilt erst einmal: Die Süßkartoffel etwa 30 Minuten in Alufolie im Ofen garen. Im Idealfall als Trittbrettfahrer beim Backen von Brot- oder Crackern mit im Ofen parken. Tahin mit Apfelessig und 4 EL Wasser verrühren. Die roten Linsen für 8–10 Minuten garen und mit dem gehackten Rucola, der Frühlingszwiebel, Sole und Tahinsauce vermischen und die geteilte Süßkartoffel damit füllen.

Zutaten | Für 1 Portion

1 Süßkartoffel | 1½ EL Tahin (Sesammus) | 1 EL Apfelessig
4 EL rote Linsen, über Nacht in Wasser eingeweicht | 1 Handvoll Rucola, gehackt | 1 Frühlingszwiebel, fein geschnitten | Sole

Kartoffeln: Der Klassiker des Basenfastens

Pellkartoffeln mit 1–2 EL Ghee, Kokosöl oder Leinöl, Kräutern und Salat ist für mich die Mutter allen Basenfastens. In meiner ersten Azidosekur habe ich das über einen Zeitraum von vier Wochen fast täglich gegessen. Diese Mahlzeit, die morgens und mittags genossen werden kann, repräsentiert für mich Detox wie keine zweite. Seien Sie mutig, und greifen Sie im Supermarkt auch mal zu ungewöhnlichen, alten Kartoffelsorten, und entdecken Sie, wie unterschiedlich die tolle Knolle schmecken kann. Der Blaue Schwede, Anneliese, Heiderot oder Rote Rosara sehen einfach richtig toll auf dem Teller aus. Schönheit kommt eben in allen Farben und Formen! Kartoffeln sind Nachtschattengewächse, das heißt, wer diese nicht verträgt, sollte die tollen Knollen gegen Pastinaken, Süßkartoffeln oder Rüben austauschen. Günstig und unkompliziert und trotzdem unglaublich lecker – und sättigend! Ein weiterer Vorteil: Man kann Kartoffeln prima vorkochen, sie problemlos zwei Tage im Kühlschrank aufbewahren und morgens schnell in etwas Ghee oder Kokosöl in einer Pfanne erwärmen. Ich habe bei diesem Rezept ausnahmsweise keine Mengenangaben gemacht, da die Verhältnisse untereinander unwichtig sind.

Die Kartoffeln gut säubern und auf ähnliche Stückgröße schneiden, damit die Knollen gleichzeitig gar sind, und in den Topf geben. Die Kartoffeln müssen übrigens nicht vollständig mit Salzwasser bedeckt sein, um durch zu werden. Wer mag, kann noch ein Lorbeerblatt dazugeben.

Zutaten | Für 1 Portion

Kartoffeln (NSG) | Kräuter (z. B. Dill, Petersilie und Majoran)
2 EL Ghee (oder Kokosöl oder Leinöl) | Salz | Rohkost (z. B. jede Menge Salat, Gurke, Karotte, Radieschen, Selleriestangen)

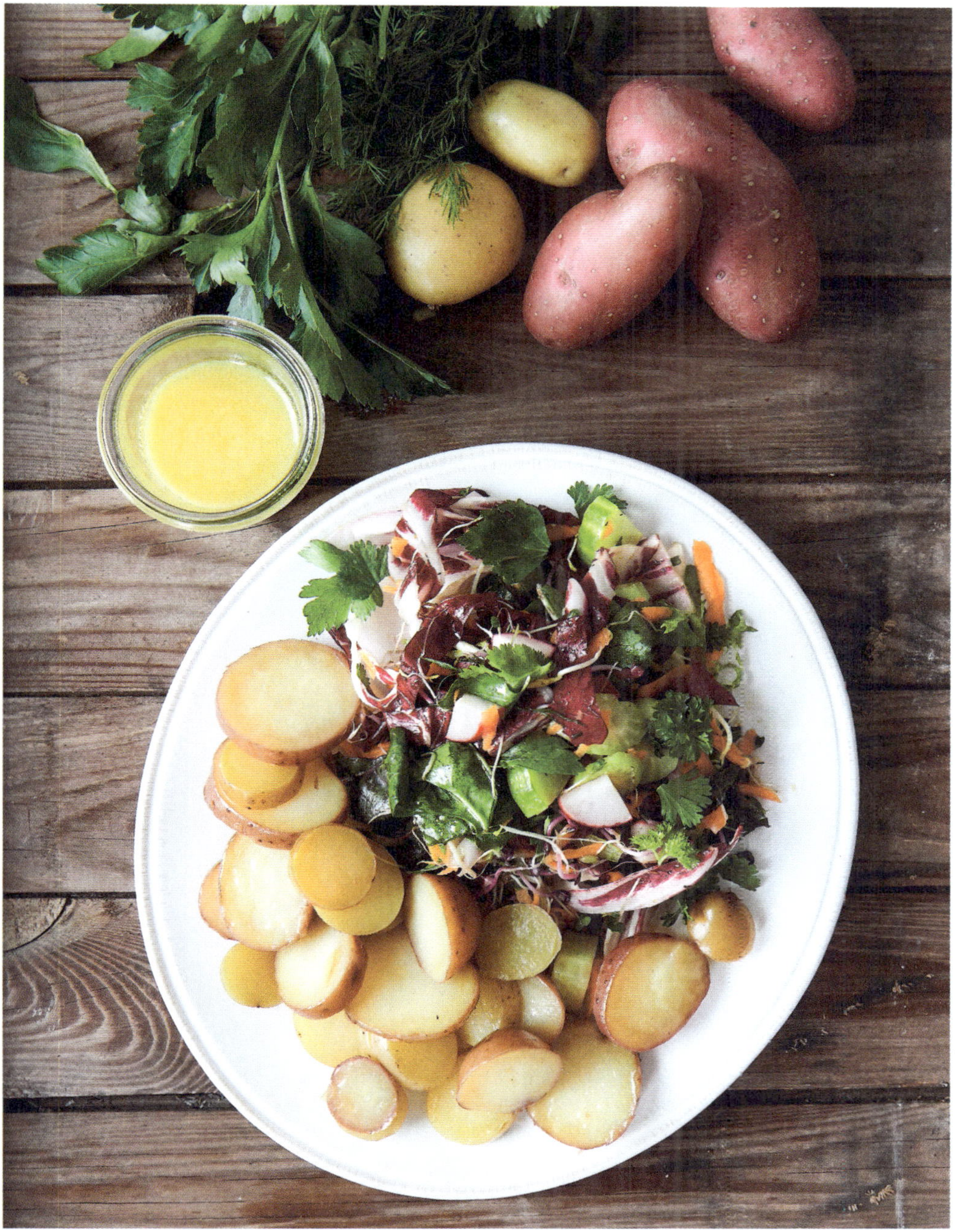

ab Tag 1

Kartoffeln mit Senf-Sauce

Senf gehört nicht zum klassischen Detox. Achten Sie deshalb darauf, einen hochwertigen Bio-Senf zu kaufen und kein Industrieprodukt. Das bedeutet, ohne versteckten Zucker oder Konservierungsstoffe. Ein gutes Produkt erkennen Sie an der geringen Anzahl an Zutaten: Wasser, Senfkörner, Essig, Salz, Zitrone, eventuell noch Kurkuma.
Die Kartoffeln waschen und in Salzwasser gar kochen. Die Zubereitung der Sauce dauert beinahe noch kürzer als das Durchlesen der Senf-Inhaltsstoffe im Laden: Geben Sie einfach Hanf und Senf in einen hohen Behälter, fügen 50 ml Wasser zu und pürieren alles so lange, bis eine cremige Sauce entstanden ist. Den Dill hacken und unterheben. Die Kartoffeln pellen und mit der Sauce und einer großen Portion Salat servieren.
Tipp: Wenn Sie etwas mehr Wasser verwenden, geht die Senfsauce durchaus auch als leckeres Salatdressing durch.

Zutaten | Für 1 Portion

Kartoffeln (Menge nach Wunsch; NSG) | Salz | 4 EL geschälte Hanfsamen
1 EL mittelscharfer Bio-Senf | ½ Bund Dill

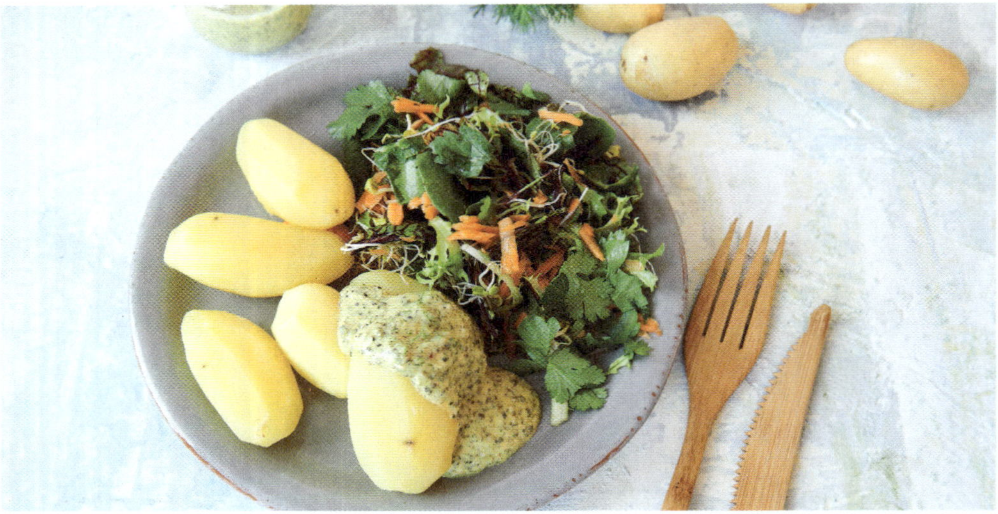

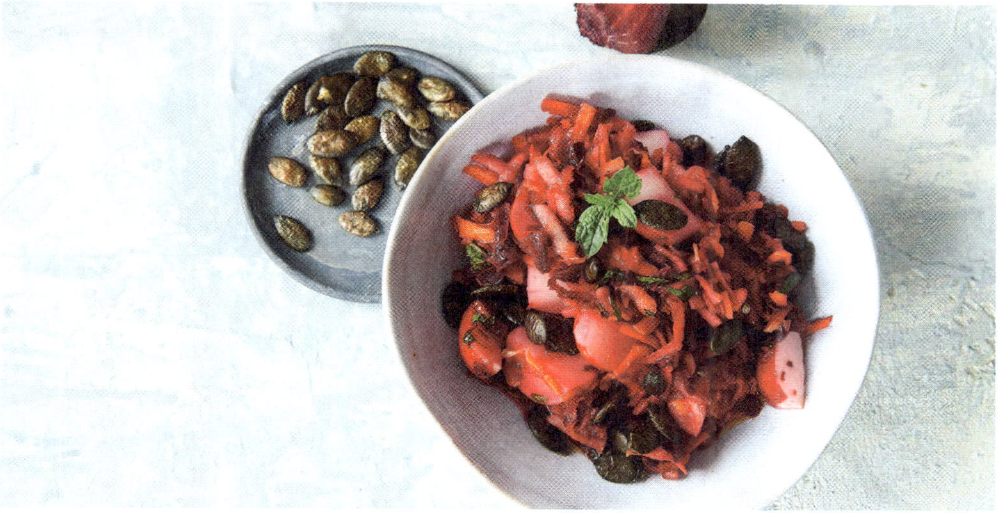

ab Tag 1

Rohkost-Salat

Rohkost ist eine gute Möglichkeit, auf leckere Weise das Kauen zu trainieren. Ziel sollte es sein, auf mindestens 40 Mal Kauen pro Bissen zu kommen. Wer das schafft, erleichtert seinem Verdauungsystem noch mehr die Arbeit. Kauen hin oder her, Rohkost liefert wunderbare Vitamine, sollte aber dennoch während eines Detoxes nach 14 Uhr nicht mehr genossen werden, da es sonst eventuell zu Blähungen kommen könnte. Wer möchte, bereitet den Salat am Vorabend vor, damit alles gut durchziehen kann und etwas weicher wird. Apfel, Karotte und Rote Bete klein raspeln und in eine Schüssel geben. Zitronensaft mit Sole, Ahornsirup und Olivenöl vermischen und über den Salat gießen. Vor dem Servieren die Radieschen vierteln und zusammen mit der gehackten Minze unterheben. Wer mag, gibt noch ein paar gehackte Blätter vom Radieschengrün dazu, die schmecken herrlich würzig. Den Salat mit gerösteten Kernen dekorieren und dann mit Genuss verputzen.

Zutaten | Für 1 Portion

1 kleiner Apfel | 80 g Karotte (oder Kürbis oder Süßkartoffel)
80 g Rote Bete | 5 EL Zitronensaft | 1–2 TL Sole | Optional: 1 TL Ahornsirup
3 EL Olivenöl | 100 g Radieschen | 1 Handvoll Minzeblätter
2 EL geröstete Kürbiskerne (oder Sonnenblumenkerne)

ab Tag 1

Kartoffel-Gemüsestampf

Kartoffelbrei war gestern. Mischen ist nämlich durchaus possible und macht den Speiseplan noch abwechslungsreicher. In einem Topf Salzwasser zum Kochen bringen. Die Kartoffeln und den Sellerie schälen und klein schneiden. Da Knollensellerie etwas schneller gart als die Kartoffeln, achten Sie darauf, dass die Selleriestücke etwas größer ausfallen. Nach etwa 10 Minuten den klein geschnittenen Blumenkohl ins Kochwasser dazugeben. Ist nach insgesamt etwa 20 Minuten alles gar, das Wasser abschütten, etwas Pflanzenmilch in den Topf gießen und alles mit einem Kartoffelstampfer grob stampfen. Mit frisch geriebener Muskatnuss und Sole abschmecken, 2 EL Ghee oder Kokosöl darunterheben und losschlemmen. Ach ja: Ich persönlich bin kein Fan von Zwiebeln, wenn man sie direkt rausschmeckt. Wer aber Zwiebeln liebt, kann ein kleines Exemplar in Ringe schneiden, in dem Ghee anrösten und über den Stampf gießen, anstatt das Ghee unterzuheben.

Zutaten | Für 1–2 Portionen

Salz | 300 g Kartoffeln (NSG) | 150 g Knollensellerie | 200 g Blumenkohl (oder Brokkoli) | etwas Pflanzenmilch (oder Wasser) | Muskatnuss Sole | 2 EL Ghee (oder Kokosöl)

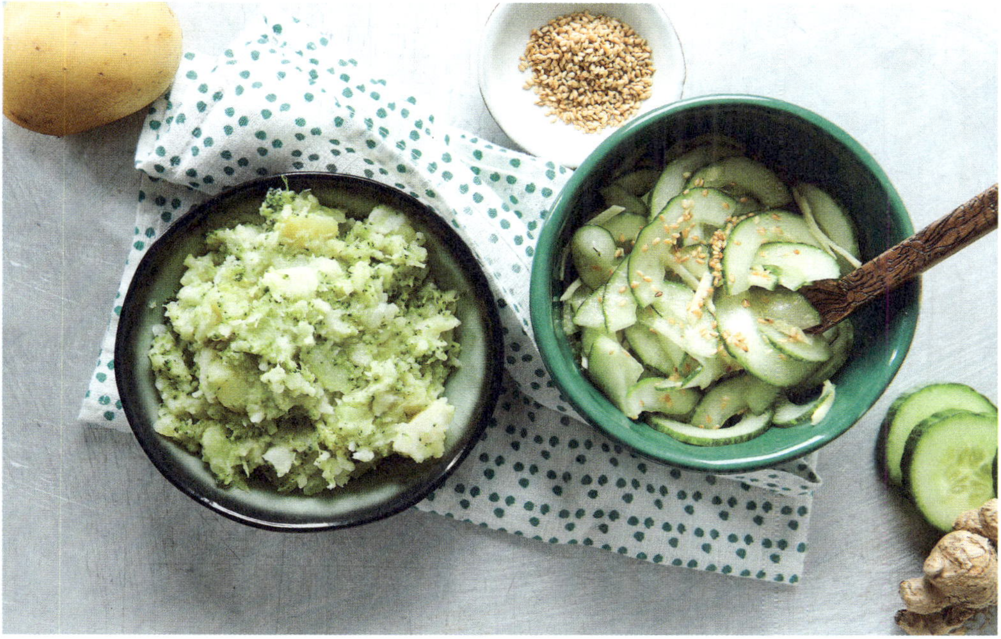

ab Tag 1

Gurkensalat mit Ingwer

Die Salatgurke längs halbieren und mit einem Löffel die Kerne entfernen, in einen Rührbecher geben. Dann die Gurkenhälften mit dem Hobel in feine Scheiben schneiden. Die Kerne kann man prima fürs Dressing verwenden: Zusammen mit Apfelessig, Sole, Olivenöl und Ahornsirup gut durchpürieren. Den Ingwer schälen, in feine Streifen schneiden, ebenfalls zum Dressing geben und mit den Gurken vermischen. Zuletzt den Sesam in der Pfanne ohne Öl anrösten und über den Salat geben.

Zutaten | Für 1 Portion

1 Salatgurke | 1 EL Apfelessig | 1 TL Sole | 2 EL Olivenöl | 1 TL Ahornsirup
1 Stück Ingwer (etwa 20 g) | 1 EL Sesam

Pellkartoffeln mit Bohnendip

Simpel und trotzdem lecker, versorgt dieses Rezept mit vielen Mineralstoffen und komplexen Kohlenhydraten sowie mit wertvollem Protein. Die Zucchini klein schneiden und zusammen mit der Sole und dem Zitronensaft pürieren. Falls nötig, eine minimale Menge Wasser dazugeben, um das Pürieren zu erleichtern. Thymian, grob zerkleinerte Frühlingszwiebel, Pfeffer und Bohnen dazugeben, das Ganze erneut zu einer cremigen Masse verarbeiten und kalt stellen. Die Kartoffeln waschen und in Salzwasser gar kochen. Pellen und zusammen mit Salat genießen.

Zutaten | Für 1 Portion

120 g Zucchini | 1 EL Sole | Saft von 1 kleinen Zitrone (2–3 EL)
1 TL Thymianblätter (oder Petersilienblätter) | 1 Frühlingszwiebel
¼ TL schwarzer Pfeffer | 130 g weiße Bohnen, gekocht
Kartoffeln (Menge nach Wunsch; NSG) | Salz

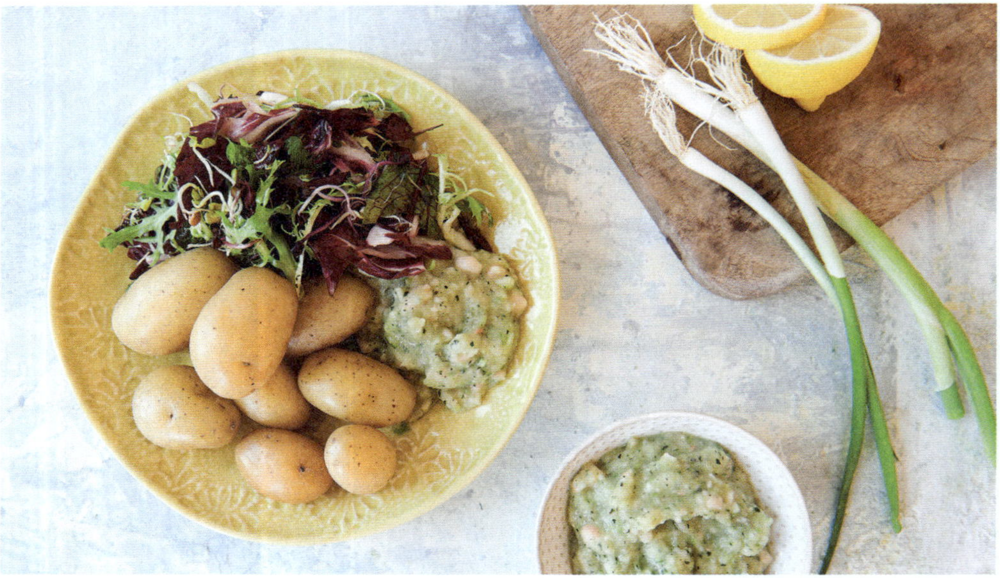

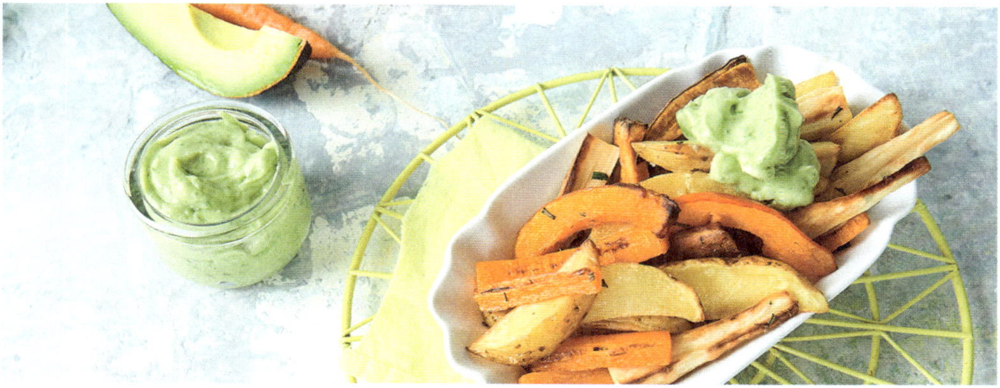

Kartoffelspalten mit Avocado-Kräuter-Dip

ab Tag 1

Cremig, knusprig, lecker! Hauptdarsteller bei diesem Schauspiel sind wieder die Kartoffeln. Dazu kommt eine Auswahl an zwei, drei anderen Gemüsesorten.
Ofen auf 200 °C Umluft vorheizen. Kartoffeln und Gemüse waschen und trocknen. Die Kartoffeln in Spalten schneiden, Rote Beten etwas kleiner. Karotte oder Pastinake längs vierteln. Alles in eine Schüssel geben, das Fett zwischen den Handflächen schmelzen und das Gemüse damit gleichmäßig einreiben. Auf einem mit Backpapier ausgelegten Blech verteilen. Den Rosmarin klein hacken und zusammen mit etwas Salz auf das Gemüse geben. Etwa 30 Minuten im Ofen garen.
Inzwischen das Avocadofruchtfleisch mit Zitronensaft und den gehackten Kräutern pürieren. Die Frühlingszwiebel in feine Ringe schneiden und unterheben.
Ich finde diese erfrischende Kombi einfach herrlich! Übrig gebliebenes Ofengemüse kann man am nächsten Tag prima kalt zu Salat essen.

Zutaten | Für 1–2 Portionen

5–6 mittelgroße Kartoffeln (NSG) | gemischtes Gemüse (z. B. Pastinake, Rote Bete, Karotte, Kürbis, Süßkartoffel) | 2 EL Kokosöl (oder Ghee) | 2 EL Rosmarinnadeln | Salz
Für den Dip: 1 Avocado | Saft von ½ Zitrone | Kräuter (z. B. Koriandergrün oder Petersilie) | 1 Frühlingszwiebel

Quinoa-Bohnen-Salat

Dieser Salat ist eine wahre Protein-Bombe! Die Kombination mit der Vitamin-C-reichen Paprika erhöht zusätzlich die Bioverfügbarkeit des Eisens aus der Quinoa. Popeye mit seinem Spinat war gestern! Die angekeimte Quinoa in einem Sieb gut abspülen und mit der Brühe kochen. Die Kochzeit verkürzt sich durch das Einweichen auf etwa die Hälfte: Nach etwa 10 Minuten sind die Körner gar! Die Paprika in kleine Würfel schneiden. Wer von roher Paprika immer aufstoßen muss, kann das Gemüse in der Pfanne kurz scharf anbraten, das erhöht die Verträglichkeit. Petersilie und Frühlingszwiebel klein hacken und auch den Friséesalat in feine Streifen schneiden. Bohnen, Paprika und Quinoa gut vermischen, sodass die Quinoa etwas abkühlt. Dann die restlichen Zutaten dazugeben und mit Apfelessig und Olivenöl sowie Sole und Pfeffer abschmecken.

Zutaten | Für 1 Portion

50 g Quinoa, mindestens 4 Stunden eingeweicht
etwa 150 ml Basenbrühe (s. S. 101) | etwa 80 g rote Paprikaschote (NSG)
½ Bund glatte Petersilie | 1 Frühlingszwiebel
1 Handvoll Frisée-Salat-Blätter | 150 g weiße Bohnen, gekocht
2 EL Apfelessig | 3 EL Olivenöl | Sole | Pfeffer

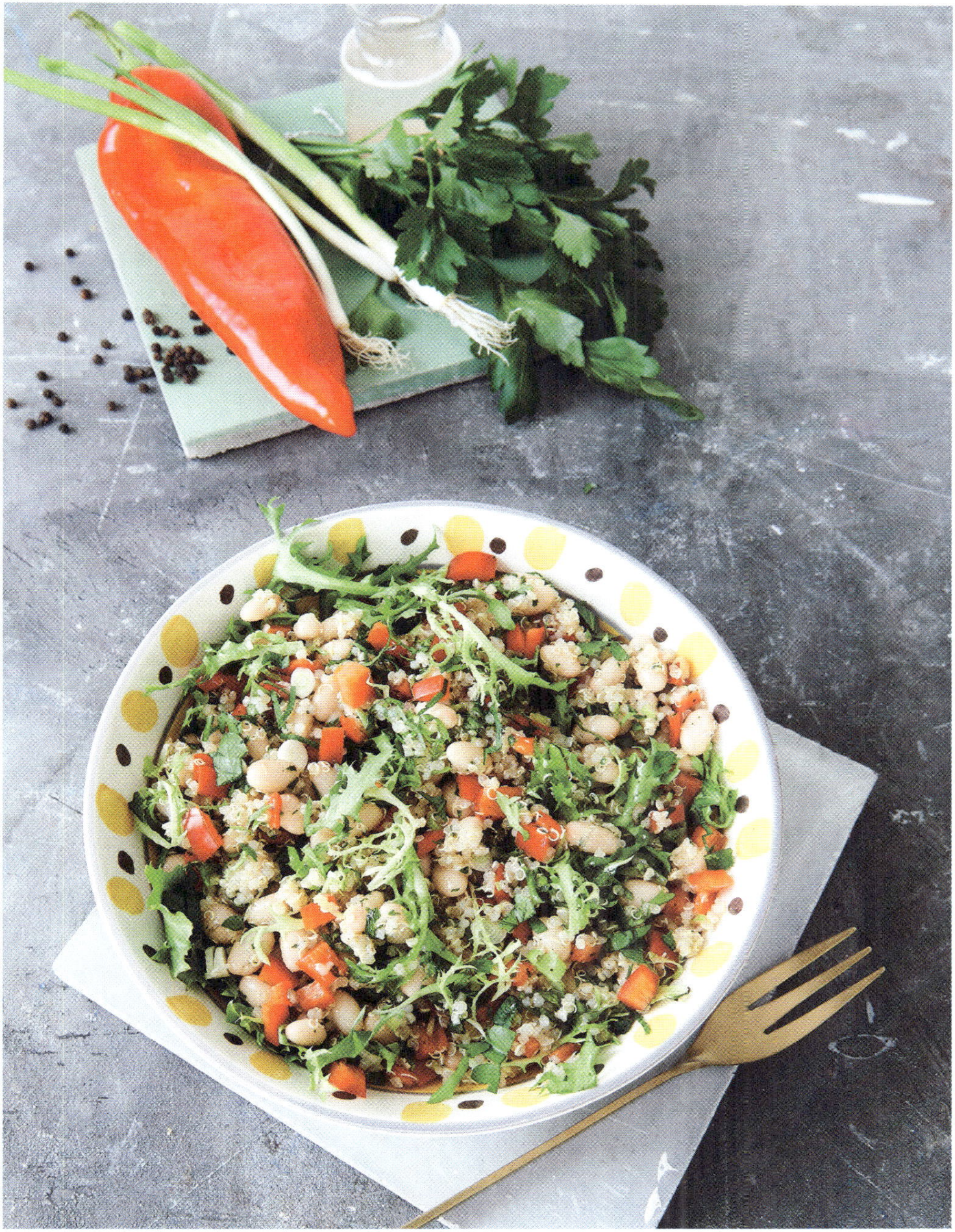

Ofenkürbis

Dieses Gericht ist so schlicht, dass es fast kein richtiges Rezept ist – aber ich möchte ihm dennoch ein Plätzchen einräumen, um zu zeigen, dass auch die einfachen Dinge im Leben unglaublich köstlich sein können. Menschen, die mich kennen, wissen, wie verknallt ich in Kürbisse bin. Ofenkürbis ist mein absolutes Wohlfühl-Essen. Und er macht schön, denn Kürbis hilft unter anderem beim Entwässern. Außerdem hat er wie seine nächste Verwandte, die Zucchini, kaum Kalorien.

Den Kürbis halbieren und die Kerne entfernen. Kürbis in grobe Stücke zerteilen, diese in eine Schüssel geben. Mit Ghee oder Kokosöl einreiben und mit Sole beträufeln. Jetzt haben Sie die Wahl: Entweder Sie geben den Kürbis einfach so in den Ofen und würzen danach mit frisch geriebener Muskatnuss. Oder Sie streuen Rosmarinnadeln oder getrocknete Lavendelblüten (ich nehme dafür welche von meinem Lavendeltee) darüber, bevor es mit den Kürbisstücken für etwa 15 Minuten ins Backrohr geht. Den Gargrad einfach mit einer Gabel testen, indem man in den Kürbis hineinsticht. Ich esse den Kürbis (inklusive der Schale) einfach nur mit Ghee, dazu einen Salat, z. B. Gurkensalat mit Ingwer (s. S. 127). Kalt schmeckt der Kürbis übrigens auch richtig prima und lässt sich auch super ins Büro mitnehmen.

Zutaten | Für 2 Portionen

1 Hokkaidokürbis (etwa 1 kg) | 1 EL Ghee (oder Kokosöl) | 1–2 EL Sole
Muskatnuss (oder Rosmarinnadeln oder Lavendelblüten)

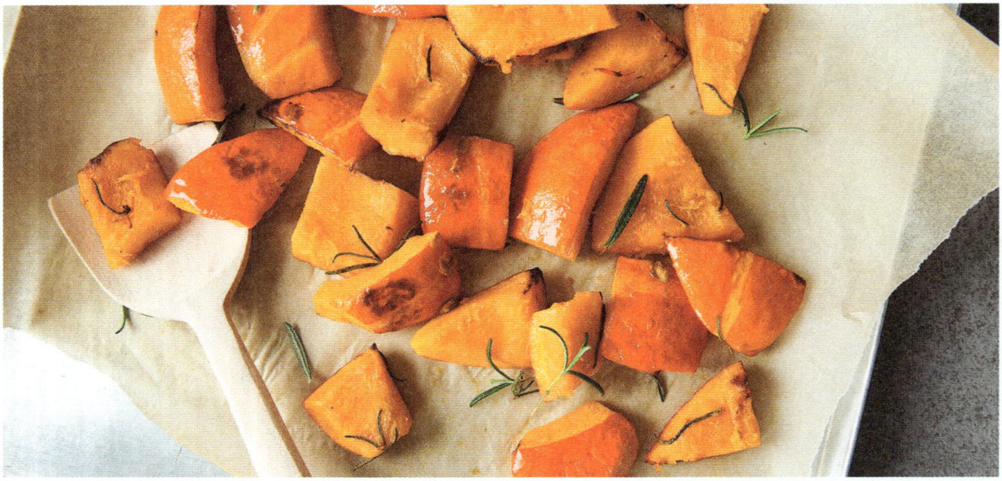

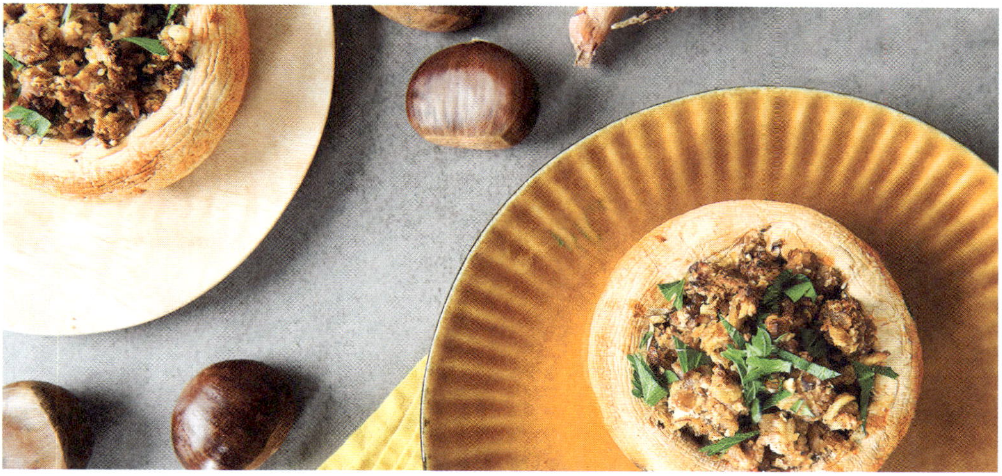

Ofen-Pilze mit Kastanienfüllung

ab Tag 1

Ich bin großer Esskastanienfan. Einer der besten Snacks ever. Noch eine Stufe begehrenswerter werden die Kastanien, indem man sie mit Pilzen kombiniert.
Den Ofen auf 175 °C Umluft vorheizen. Schalotte klein schneiden und in Ghee anbraten, bis sich herrliche Röstaromen bilden. Kastanien klein hacken und dazugeben. Während alles fröhlich vor sich hinbrät, von den Pilzen die Stiele entfernen, klein hacken und ebenfalls in die Pfanne befördern. Es soll schließlich nichts verkommen. Zuletzt die Mandeln dazugeben und mit Sole, Pfeffer und Paprikapulver – ich verwende das spanische Rauchpaprikapulver – abschmecken. Dann alles in die Pilze füllen und im Ofen 10 Minuten garen. Mit Petersilie dekorieren und genießen.
Wer keine Portobellopilze bekommt, kann dieselbe Menge braune Champignons verwenden. Diese klein schneiden und zusammen mit den Maroni in der Pfanne garen.

Zutaten | Für 1 Portion

1 Schalotte (etwa 15 g) | 1 EL Ghee (oder Kokosöl) | 100 g Esskastanien, gekocht | 2 Portobello-Pilze (etwa 200 g) | 30 g gemahlene Mandeln
2 EL Sole | Pfeffer | ½ TL geräuchertes Paprikapulver (oder Paprikapulver edelsüß; NSG) | einige Stängel Petersilie, gehackt

ab Tag 1

Kürbis-Hummus

Den klassischen Hummus aus Kichererbsen kennt wahrscheinlich inzwischen jeder. Wer es leichter mag und trotzdem satt werden möchte, sollte unbedingt diese Kürbisversion testen. Perfekt zu Kartoffeln, Linsen oder Ofengemüse, als Dip oder als Sauce zu Zucchininudeln, als Brotaufstrich oder einfach so. Wer seiner Fantasie beim Essen Grenzen setzt, verpasst sowieso was!

Den Kürbis entkernen und in grobe Stücke schneiden. Im Ofen bei 175 °C etwa 15 Minuten garen, dann abkühlen lassen. Der Kürbis muss nicht komplett durchgebacken sein, da man Hokkaido auch roh essen kann. Die Schale zu essen, ist durchaus O. K., für den Hummus löffle ich jedoch nur das Fruchtfleisch aus dem Kürbis heraus und gebe es in eine Schüssel. Tahin, die Hälfte der Sole, den Zitronensaft, Kreuzkümmel und den klein gehackten Ingwer dazugeben und alles zu einer cremigen Masse pürieren. 100–150 ml Wasser dazugeben und gegebenenfalls mit der restlichen Sole abschmecken. Wer möchte, kann auch noch etwas gehackte Petersilie oder gehacktes Koriandergrün unterheben.

Zutaten | Für 2 Portionen

400–500 g Hokkaidokürbis | 1½ EL Tahin (Sesammus) | 1 EL Sole
Saft von ½ Zitrone (20–30 ml) | ½ TL Kreuzkümmelsamen | 1 Stück Ingwer, geschält (15 g) | Optional: Petersilie (oder Koriandergrün), gehackt

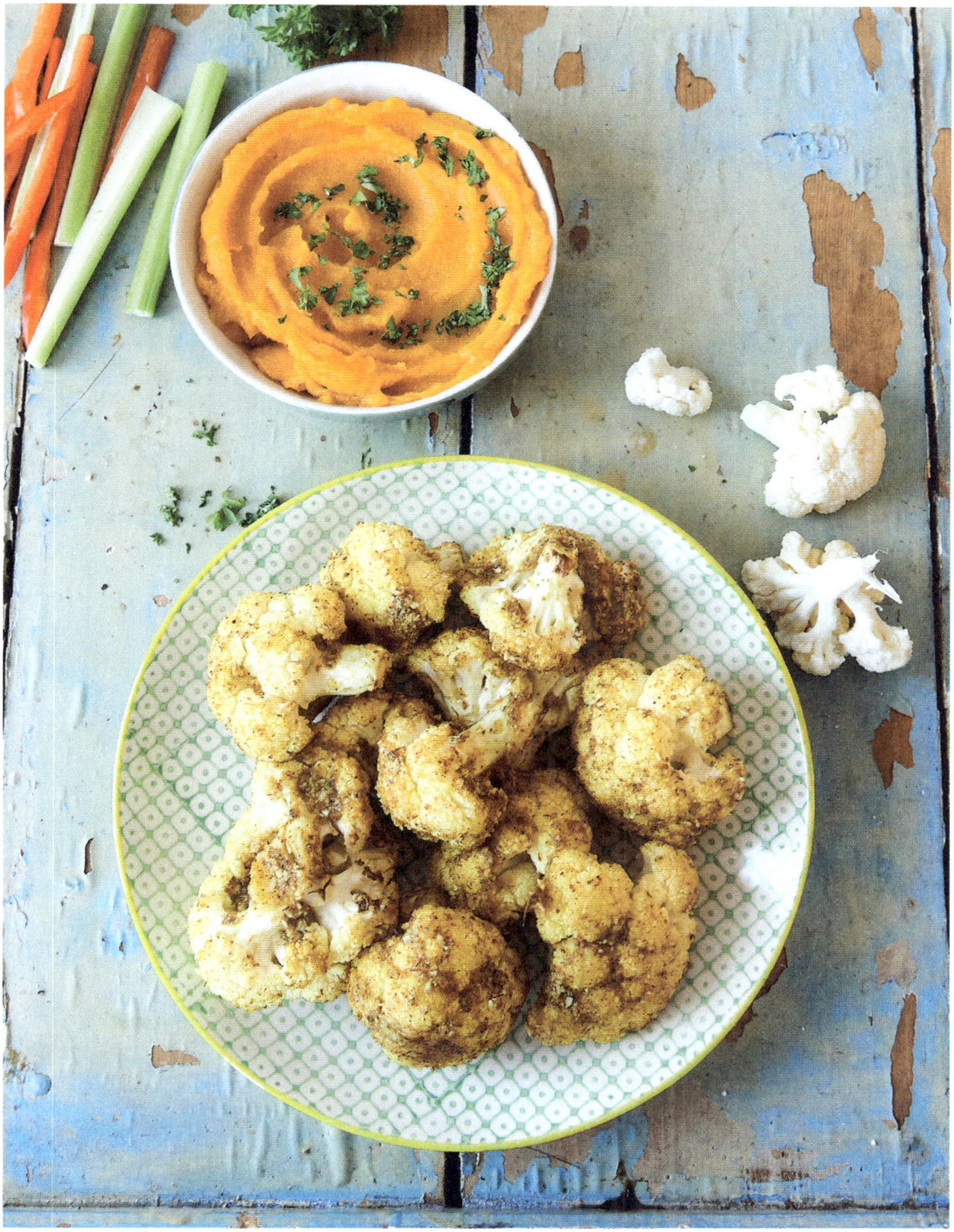

Make Blumenkohl great again!

Als Kind fand ich es immer schrecklich, wenn es Blumenkohl gab – eigentlich schade, denn Blumenkohl gehört zu den gesündesten Gemüsesorten! Heute ist das komplett anders: Von diesem leckeren Rezept kann ich nicht genug bekommen! Es ist superschnell und superlecker und durch die tolle Zutatenliste auch für eine Entsäuerungskur superperfekt geeignet. Den Ofen auf 175 °C Umluft vorheizen. Mandeln mit den Gewürzen vermischen und zur Seite stellen. Blumenkohl in etwa gleich große Röschen zerschneiden. Das Öl schmelzen, den Blumenkohl damit gut einreiben und zuletzt die Gewürzmischung daraufgeben. Die Röschen auf ein mit Backpapier ausgelegtes Blech legen und 10–15 Minuten backen. Schmeckt auch am nächsten Tag kalt. Sollte was übrig bleiben. Was selten passiert (Bild s. S. 135).

Zutaten | Für 2 Portionen

2 EL gemahlene Mandeln | ½ TL gemahlener Kreuzkümmel
½ TL gemahlene Kurkuma | ½ TL gemahlener Ingwer
1 Prise Chilipulver (NSG) | schwarzer Pfeffer | ½ TL Salz
1 kleiner Blumenkohl | 2 EL Kokosöl (oder Ghee)

ab Tag 8

Linsen-Gemüseeintopf

Eintöpfe sind Leben! Sie schmecken beim ersten, aber auch beim zweiten, dritten oder vierten Mal. Anders als Beziehungen werden sie durch Aufwärmen immer besser. Die Kombination Linsen und Radicchio mag ungewöhnlich klingen. Bitterstoffe sind aber unglaublich gesund und geben diesem Essen einfach nochmal den zusätzlichen Kick für Ihre Entgiftung.

Die eingeweichten Linsen vor dem Kochen in einem Sieb gut abspülen. In einen Topf geben und in 200 ml Wasser gar kochen. In der Zwischenzeit die Karotte raspeln, den Fenchel in Würfelchen schneiden. Das Fenchelgrün zur Seite legen und später zur Dekoration verwenden. Den Lauch ebenfalls schön klein schnibbeln. Durch das Einweichen sind die Linsen relativ schnell gar: Spätestens nach 10 Minuten kann das Gemüse dazu, um 5 Minuten mitzuköcheln. Mit Anissamen, Sole und Apfelessig abschmecken. Den Radicchio nun entweder in feine Streifen schneiden und unterheben oder die Blätter als »Tortillas« verwenden und jeweils mit einem ordentlichen Klacks Eintopf einrollen. Das Fenchelgrün und den Dill klein hacken und über den Eintopf geben.

Zutaten | Für 2 Portionen

100 g Tellerlinsen (oder Belugalinsen), über Nacht eingeweicht
130 g Karotte | 180 g Fenchel | 80 g Lauch | 1 TL Anissamen | 2 EL Sole
50 ml Apfelessig | 50 g Radicchio | ½ Bund Dill

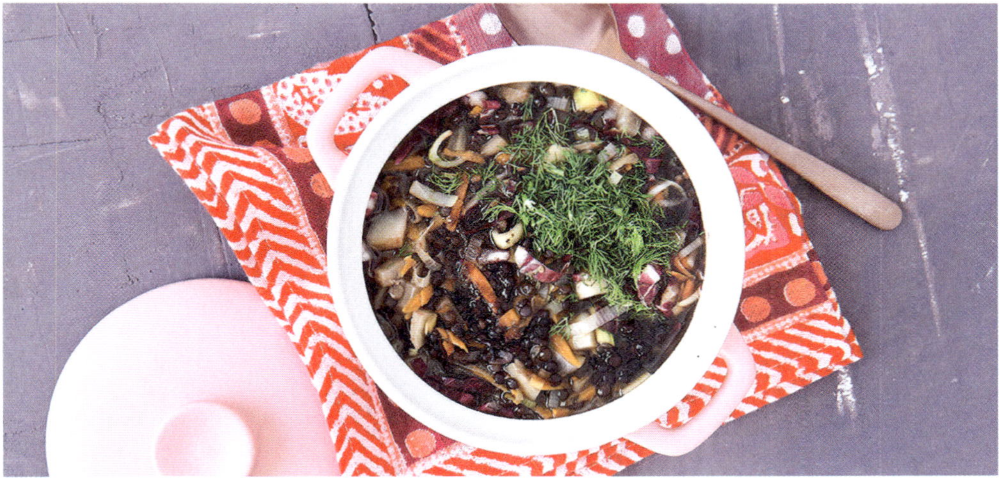

Buchweizen-Galettes mit Pilz-Füllung

Galettes kommen ursprünglich aus der Bretagne und sind Pfannkuchen aus Buchweizenmehl. Da ist der Weg in die Detox-Küche doch ein Katzensprung. Pfannkuchen sind für mich absolute Sympathieträger. Sie erinnern an Kindheit und gemütliche Stunden mit der Familie. Damit die Galettes halten und nicht unanständigerweise auseinanderbröseln, braucht der Teig eine feste Bindung: Dafür werden die Leinsamen frisch gemörsert oder im Mixer aufgebrochen. Den Schrot dann mit der doppelten Menge Wasser bedecken und zur Seite stellen. Den Buchweizen in ein Sieb abgießen und die Körner gründlich waschen. Zusammen mit 100 ml frischem Wasser, dem Ghee und der Sole gut pürieren, die Leinsamen-»Eier« zufügen, den Teig 30 Minuten ruhen lassen.
Für die Füllung den Lauch in schmale Scheiben schneiden und im Fett anbraten, bis Röstaromen entstehen. Pastinake hobeln und zusammen mit klein geschnittenen Pilzen in die Pfanne geben und mitgaren. Mandelmus mit etwa 100 ml Wasser pürieren, drübergeben. Mit Sole, Pfeffer, Zitrone oder Apfelessig abschmecken. Petersilie klein schneiden, unterheben. Die Pfannkuchen in der Pfanne ausbacken und füllen. Ich muss gestehen, mir ist die Portion zu groß. Ich liebe es aber, den restlichen Pfannkuchen am nächsten Tag kalt zu essen.

Zutaten | Für 1–2 Personen

Pfannkuchen: 2 EL Leinsamen | 90 g Buchweizen, über Nacht eingeweicht | 1 EL Ghee (oder Kokosöl) | 1 TL Sole
Pilzfüllung: 100 g Lauch | 1 EL Ghee (oder Kokosöl) | etwa 90 g Pastinake
200 g Champignons | 1½ EL Mandelmus | Sole | schwarzer Pfeffer
etwas Zitronensaft (oder Apfelessig) | ½ Bund Petersilie

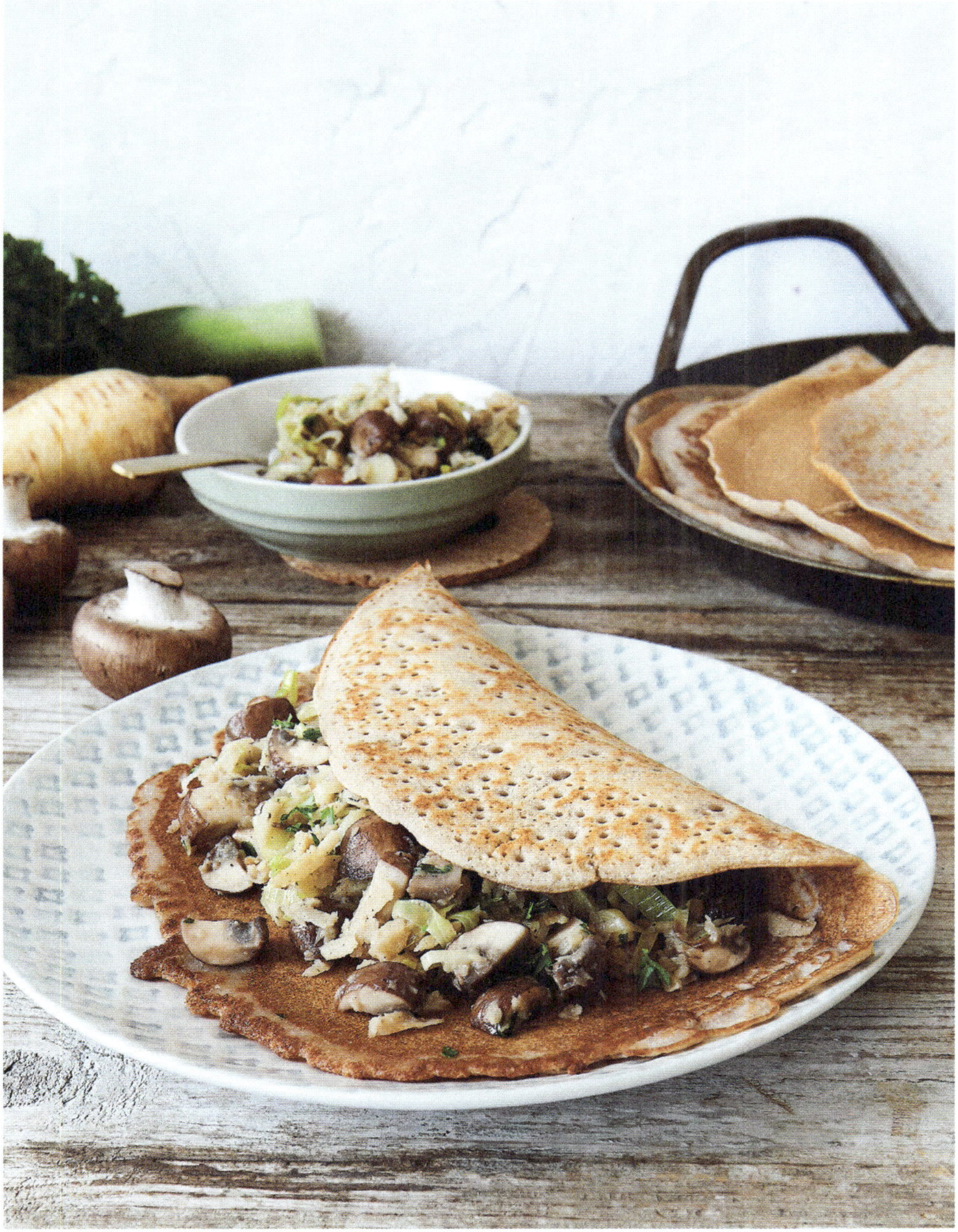

Happiness-Bowl

Quinoa macht glücklich! Wenn man sich die Inhaltsstoffe ansieht, weiß man auch warum. Diese Kombi ist herrlich frisch und leicht und eine perfekte Möglichkeit, sein Immunsystem zu unterstützen. Den Brokkoli in mundgerechte Stücke schneiden, im Idealfall einige Minuten dämpfen oder in etwas Salzwasser garen. Achten Sie bitte darauf, das Gemüse nicht »totzukochen«. Mungobohnen und Quinoa gar kochen, oder, wenn sie schon fertig vorbereitet sind, in einer Pfanne kurz mit etwas Wasser erwärmen. Alles zusammen mit dem Babyspinat in der Bowl anrichten. Für die Sauce verwende ich immer einen Mixer, in dem ich die Zutaten zusammen mit etwas Wasser cremig mixe. Wer keinen hat, sollte die Kurkuma vorher einfach etwas kleiner schneiden, damit sich auch alles gut miteinander vermischt. Die Sauce ist DER Burner, wirklich einer meiner Favoriten, weil der Geschmack einfach unerwartet lecker und außergewöhnlich ist.

Zutaten | Für 1 Portion

200 g Brokkoli | 50–80 g Quinoa, in Brühe gar gekocht
80 g Mungobohnen (oder Mungobohnensprossen), gegart
1 Handvoll Babyspinat
Sauce: 2 EL Tahin (Sesammus) | 2 TL Bio-Senf
1 Stück Kurkuma (4–5 cm; oder 1 TL gemahlene Kurkuma)
1–2 EL Apfelessig | 1 Prise schwarzer Pfeffer

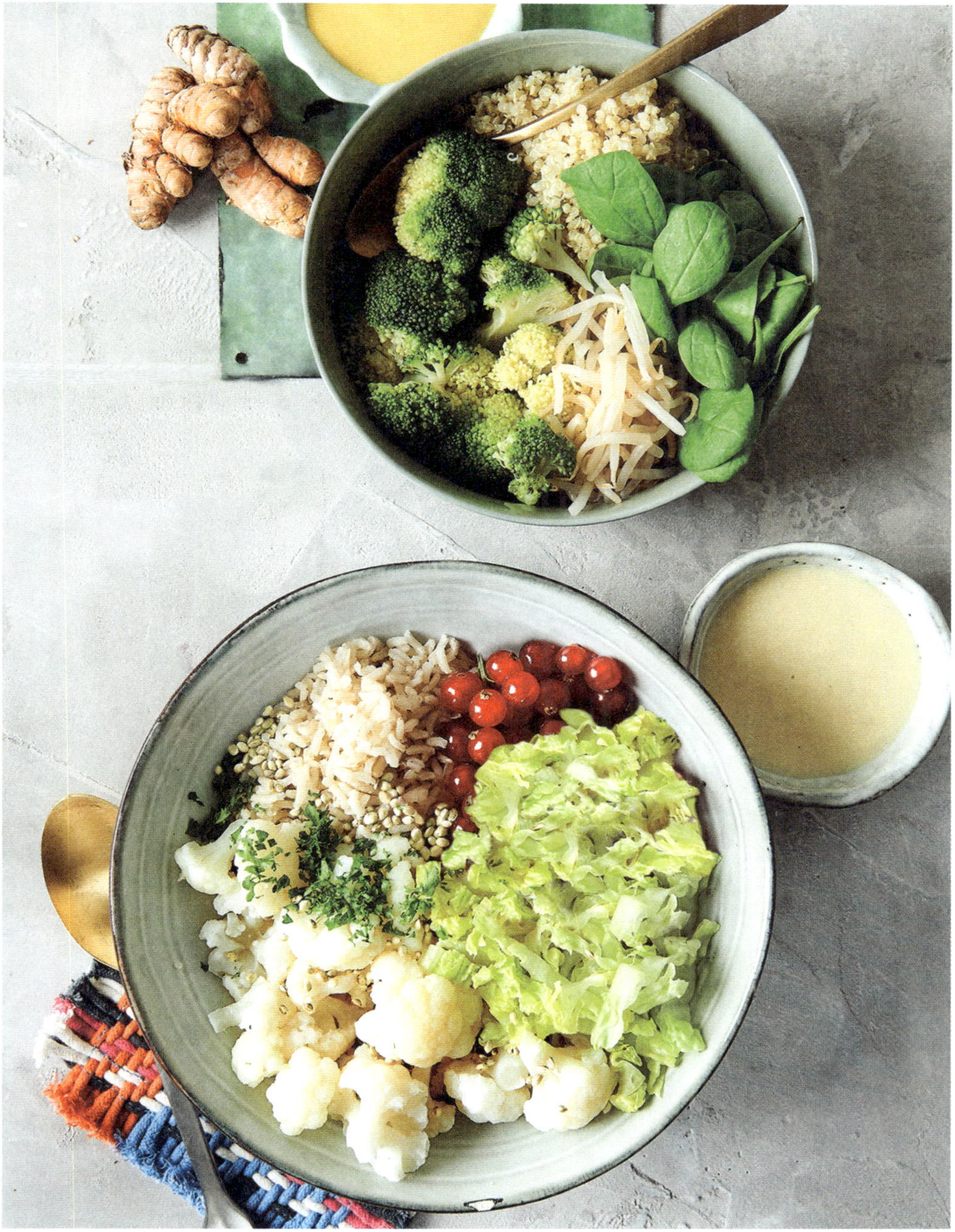

Oriental Buddha-Bowl

Blumenkohl ist für mich die blonde Schwester des Brokkoli, ähnlich gesund und dennoch oft unterschätzt. Dabei muss man dieses Gemüse einfach nur richtig kombinieren. Mit leckerer Sauce und einer fruchtig-säuerlichen Komponente ist es der Knaller. Den Blumenkohl klein schneiden und dämpfen oder für einige Minuten in etwas Salzwasser gar kochen. Den eingeweichten Vollkornreis mit den Gewürzen mischen und mit der doppelten Menge an Wasser ebenfalls gar kochen. Das dauert durch das Einweichen wesentlich kürzer! Den Salat in feine Streifen schneiden, mit Blumenkohl, Reis und den Beeren oder Granatapfelkernen in der Schüssel anrichten. Für das Dressing das Mandelmus zusammen mit 2 EL Wasser, Zitronensaft, Öl und Sole gut verrühren und darübergeben. Die Petersilie fein hacken und mit den Hanfsamen über die Bowl streuen (Bild s. S. 141).

Zutaten | Für 1 Portion

300 g Blumenkohl | 50 g Vollkornreis, über Nacht eingeweicht
1 TL Fenchelsamen | 1 TL gemahlener Kreuzkümmel | 1 TL Anis | einige Blätter Römersalat | 1 EL Johannisbeeren (oder Granatapfelkerne)
½ Bund Petersilie | 1 EL geschälte Hanfsamen
Dressing: 1 EL Mandelmus | ¾ EL Zitronensaft | 1 EL Olivenöl | 1 TL Sole

ab Tag 8

Salat-Tacos

Wie gelingt es, viel Gemüse zu essen, ohne dass es einem zu den Ohren wieder herauskommt? Man macht es einfach lecker! Diese Bohnenpfanne ist in Nullkommanichts fertig und macht richtig Spaß!

Die Zwiebel klein schneiden und in Kokosöl anbraten. Nach und nach den gehackten Knoblauch sowie Zimt, Kreuzkümmel und Chili dazugeben. Lassen Sie das Ganze 1–2 Minuten vor sich hinschmurgeln und rühren immer wieder um. Die Aromen sollen sich gut entfalten können, aber es darf nichts dabei anbrennen. Die geraspelten Karotten dazugeben und mit der Sole und der passierten Tomaten ablöschen. Die Kidneybohnen leicht mit der Gabel eindrücken und zuletzt in die Pfanne geben. Jetzt muss das Ganze einfach nur gleichmäßig warm werden, denn die Bohnen sind bereits gar gekocht und die Karotten dürfen ruhig noch etwas Leben in sich haben, also knackig sein. In der Zwischenzeit die Salatblätter vom Kopf pflücken, waschen und trocknen. Entweder am Tisch befüllen oder schon auf dem Teller anrichten – immer etwa 1 EL Bohnenmischung auf ein Salatblatt – und mit Petersilie dekorieren.

Zutaten | Für 2 Portionen

½ rote Zwiebel (oder Schalotte) | 1 EL Kokosöl (oder Ghee)
1 Knoblauchzehe | 1 TL gemahlener Zimt | 2 TL Kreuzkümmelsamen
½ – 1 TL Chilipulver (NSG) | 250 g Karotten, geraspelt | 2 EL Sole
200 ml passierte Tomaten (NSG) | 200–250 g Kidneybohnen (ggf. aus dem Glas)
1 kleiner Römersalat (oder Chicorée) | 1 Handvoll Petersilie, gehackt

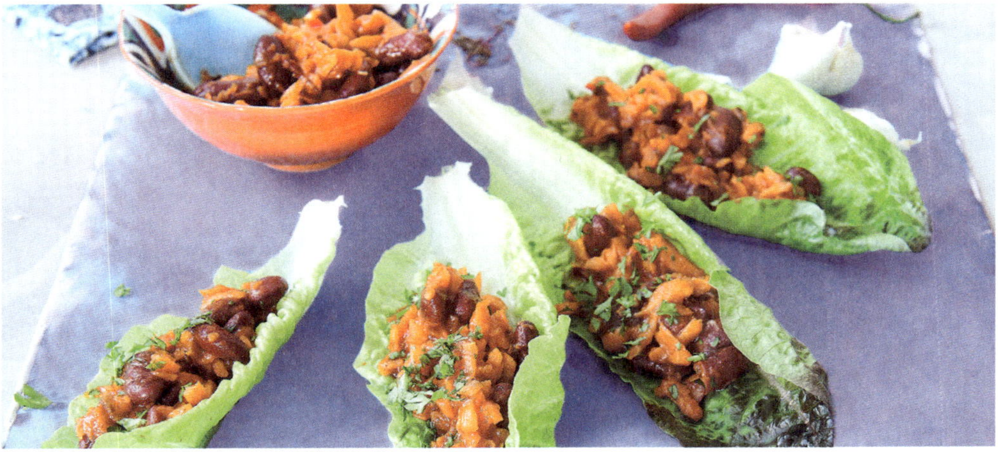

Gebackene Paprika mit Kräuterfüllung

Den Klassiker mit Hackfleisch mache ich schon lange nicht mehr. Laaaangweilich. Dafür gibt es viel zu viele andere Möglichkeiten, das Früchtchen hier zu befüllen. Zum Detoxen funktioniert folgende Kombi und schmeckt einfach nur himmlisch.
Quinoa und Mungobohnen wie gewohnt zubereiten, also beides über Nacht einweichen und am nächsten Tag in etwa 10 Minuten (Quinoa) bzw. 20 Minuten (Mungobohnen) gar kochen. Den Ofen auf 175 °C Umluft vorheizen. Die Quinoa mit den Bohnen in eine Schüssel geben. Aus Hanf, 75 ml Wasser, Frühlingszwiebel, Sellerie, Sole, Apfelessig, Pfeffer und Petersilie im Mixer eine Sauce herstellen. Wer mit dem Stabmixer arbeitet, püriert damit alles, außer den Sellerie. Den einfach sehr fein schneiden und zusammen mit der Sauce unter das Quinoa-Bohnen-Gemisch rühren. Die Paprika oben köpfen, die Kerne und das Weiße entfernen und dann mit der Quinoa-Bohnen-Freude befüllen. Die Deckel wieder draufsetzen und das Ganze etwa 30 Minuten im Ofen garen. Nach 25 Minuten zur Sicherheit nachschauen, jeder Ofen tickt ja anders. Vorsicht bei sehr großem Hunger: Die Paprika sind extrem heiß, wenn sie direkt aus dem Ofen kommen. Man könnte sich die Zunge verbrennen.

Zutaten | Für 1–2 Portionen

50 g Quinoa, über Nacht eingeweicht | 50 g Mungobohnen (oder Kichererbsen), über Nacht eingeweicht | 2 EL geschälte Hanfsamen | 1 Frühlingszwiebel | 1 Stange Staudensellerie 1 ½ EL Sole | 3 EL Apfelessig | ¼ TL schwarzer Pfeffer 1 Handvoll Petersilienblätter | 2 große rote Paprikaschoten (NSG)

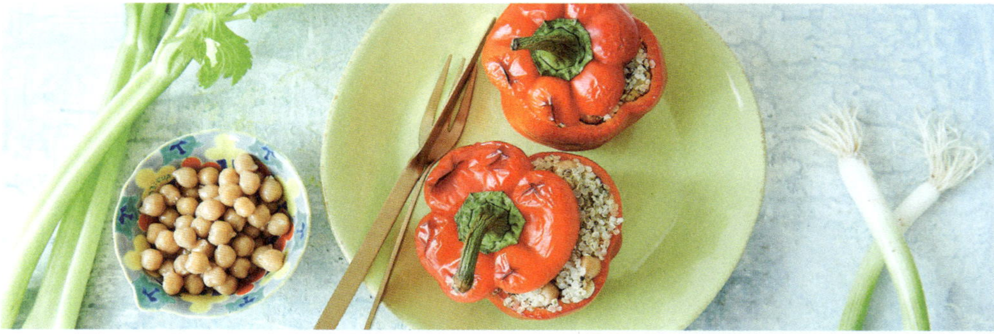

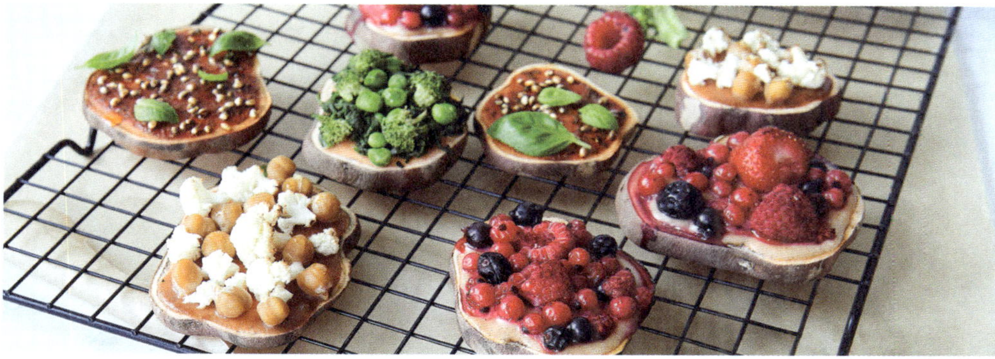

ab Tag 1 / ab Tag 8

Süßkartoffel-»Pizzen«

O.K., es ist keine richtige Pizza, steckt aber dafür voller Vitamine und Mineralstoffe und ist ein kleines Highlight in der Detoxzeit. Falls Sie Kinder haben, machen Sie etwas mehr, damit Ihnen das kleine hübsche Fingerfood nicht komplett weggefuttert wird.
Den Ofen auf 175 °C Umluft vorheizen. Schneiden Sie die Süßkartoffeln in eine anständige Dicke, es sollte so ungefähr zwischen 5 mm und 1 cm sein. Sie können die Süßkartoffeln nun nach Lust und Laune belegen. Schauen Sie, was Sie im Gefrierschrank haben. Wenn Sie extra dafür einkaufen, können Sie die Reste prima für andere Gerichte hier in diesem Buch verwenden. Meine Vorschläge unten reichen für je drei bis vier Scheiben Süßkartoffel. Die Backzeit variiert natürlich je nach Dicke der Kartoffelscheiben, nach etwa 10 Minuten sollten Sie mit einem Messer den Gargrad kontrollieren und gegebenenfalls noch 5 Minuten zugeben.

Zutaten | Für 1–2 Portionen

Süßkartoffeln
Belagvarianten ab Tag 1: 1 EL Mandelmus mit 1–2 EL Wasser und ½ TL Zimt verrührt sowie 1 Handvoll TK-Beeren | 2 EL passierte Tomaten (NSG) mit 1 TL Thymian, 1 TL Oregano und 1 TL Sole verrührt sowie etwas Olivenöl zum Beträufeln, 1 TL geschälte Hanfssamen und einige Basilikumblätter
Belagvarianten ab Tag 8: 2 EL TK-Blattspinat, angetaut und etwas gesalzen, einige Brokkoli-Stückchen, 1 Handvoll Erbsen (TK) | 1 EL Tahin (Sesammus) mit 1 EL Wasser, 1 TL Sole, ½ TL gemahlenem Kreuzkümmel und 1 EL Zitronensaft verrührt, dazu einige Mini-Blumenkohlröschen und 1 Handvoll gegarte Kichererbsen

ab Tag 8

Buchweizenmuffins mit würzigem Spinat

Klar, man könnte theoretisch auch einfach nur den Buchweizen kochen und zum Spinat essen. Oder sich 'ne Portion Reis machen. Aber manchmal braucht man eben etwas Eleganz im Leben, und Muffins geben einem definitiv das Gefühl, dass der Tag besonders ist. Ohne dass man sich dabei groß überarbeiten müsste. Außerdem kann man mit den Muffins so herrlich die Sauce des Spinats auftunken …
Den eingeweichten Buchweizen abgießen und die Körner in einem Sieb gut abspülen. Zusammen mit den frisch geschroteten Leinsamen und der Pflanzenmilch, der Sole und dem Natron pürieren oder mixen, sodass ein glatter Teig entsteht. Den Muffinteig 15 Minuten quellen lassen. Zuletzt den Apfelessig vorsichtig unterheben. Den Ofen auf 175 °C Umluft vorheizen. Den Teig in Muffinförmchen füllen und 18–20 Minuten backen. Die Muffins sind fertig, wenn das Krönchen eine leicht goldbraune Färbung hat.
Während die Muffins im Ofen backen, das Ghee in einer Pfanne auf dem Herd erwärmen. Die Schalotte klein schneiden und anbraten. Den Knoblauch hacken und mit den Gewürzen dazugeben. Solange unter Rühren rösten, bis sich ein herrlicher Duft entwickelt. Die Paprika grob würfeln und ebenfalls dazugeben. Mit den passierten Tomaten nun alles ablöschen. Nach und nach den Spinat in die Pfanne geben. Die Menge mag anfangs unfassbar viel erscheinen, aber sie sackt durch das Kochen komplett in sich zusammen. Pfeffern und mit Sole abschmecken. Den Dill hacken und den Ingwer klein schneiden, beides zuletzt unterheben.
Falls Muffins übrig bleiben sollten, schmecken diese hervorragend zum Frühstück!

Zutaten | Für 6 kleine Stück

Muffins: 80 g Buchweizen, über Nacht eingeweicht
4 EL Leinsamen, frisch geschrotet | 6–8 EL Pflanzenmilch
2 TL Sole | 1 TL Natron | 2 EL Apfelessig
Spinat: 2 EL Ghee (oder Kokosöl) | 1 Schalotte (etwa 20 g)
1 Knoblauchzehe | 1 TL gemahlener Kreuzkümmel | 1 TL Fenchelsamen
2 TL gemahlene Kurkuma | 1 kleine rote Paprikaschote (NSG)
150 ml passierte Tomaten (NSG) | 250 g Babyspinat | schwarzer Pfeffer
1–2 EL Sole | ½ Bund Dill | 1 Stück Ingwer, geschält (20 g)

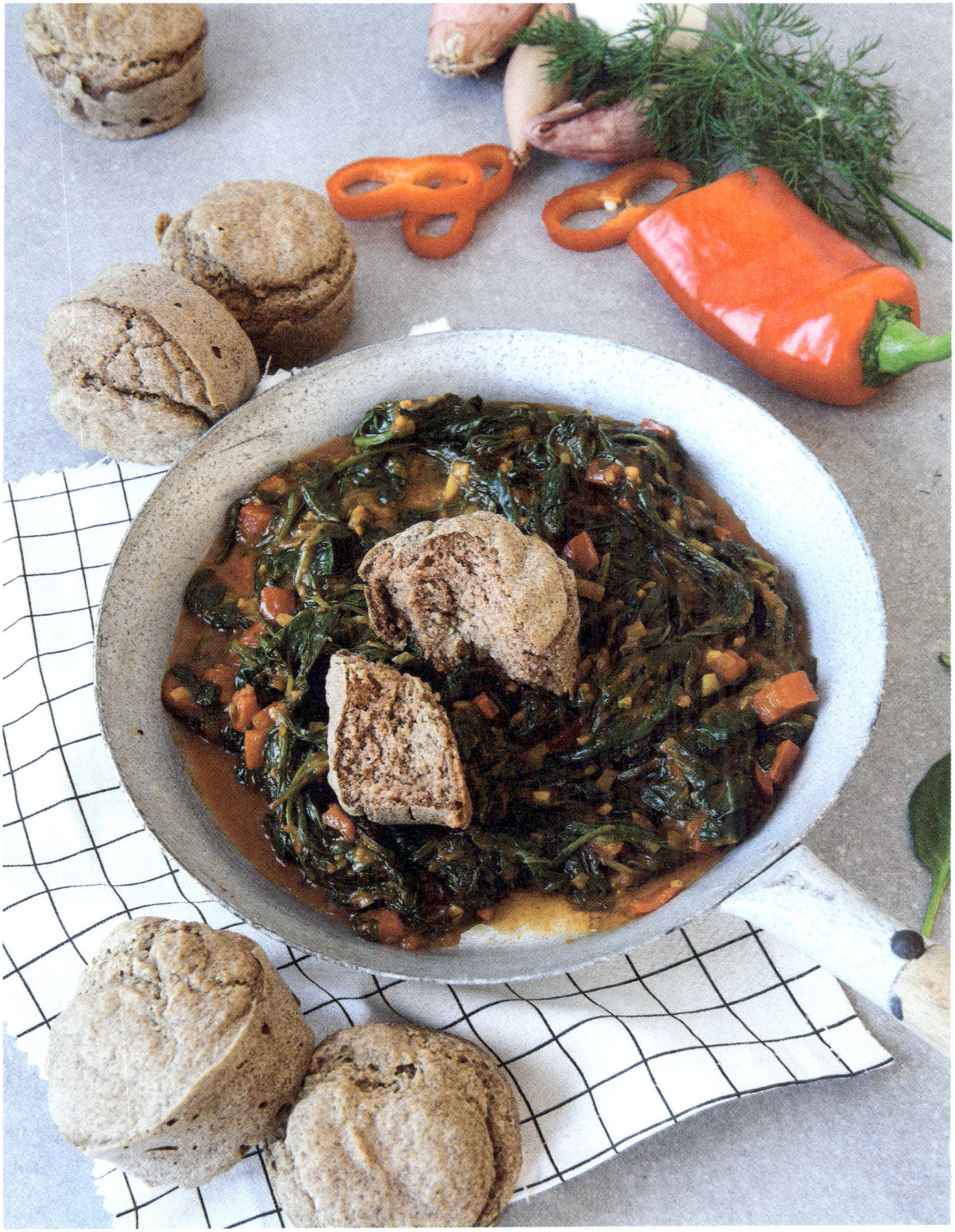

Zweierlei Hirse-Sushi

Nichts für jeden Tag, sondern um die Detoxzeit ein wenig »fancy« zu gestalten. Dieses Rezept ist wie ein Paillettenkleid, welches man von Zeit zu Zeit anzieht, um sich glamouröser zu fühlen. Man kann die Hirse-Röllchen auch prima mit ins Büro nehmen und erst dort in kleine Stücke schneiden. Die Kollegen werden genauso kreisrunde Augen machen, Maki-Style. Grüßen Sie sie gerne von mir.

Die Hirse, wie auf der Packung beschrieben, in Wasser gar kochen. Dann fügen Sie den Apfelessig hinzu sowie die Sole. Den Topf beiseitestellen und die Hirse quellen lassen. Nutzen Sie die Zeit, um die Füllungen vorzubereiten: Das Gemüse, also Rote Bete, Zucchini, Gurke und Karotte, in etwa bleistiftdicke Streifen schneiden. Für die Creme I die Rote Bete zusammen mit Tahin und Wasabipulver pürieren. Für Creme II das Avocadofruchtfleisch mit Hanfsamen, Koriandergrün und Sole zu einer homogenen Masse mixen. Die gekochte Hirse halbieren. Die eine Hälfte mit Kurkuma und Pfeffer einfärben. Die nun gelbe Hirsemasse mit den Händen auf zwei Noriblättern verteilen und gut festdrücken. Damit man später alles gut zusammenrollen kann, lässt man auf der linken Seite einen Daumen breit Platz. Auf der rechten Seite, die später als Verschluss dient, etwa ein Drittel freilassen. Die Creme I auf der Hirse verteilen, Rote Bete und die Zucchinistreifen mittig darauf platzieren. Von der linken Seite beginnend alles nun vorsichtig aufrollen. Rollen Sie mit Druck, damit alles schön fest bleibt, und verschließen Sie die Rolle am Ende, indem Sie das Noriblatt mit etwas Wasser befeuchten.

Für die zweite Variante bleibt die Hirse pur, wird aber genauso auf zwei Noriblättern verteilt. Die Creme II auf der Hirse verteilen. Gurken- und Karottenstreifen auf der Creme platzieren. Die Rolle wie oben beschrieben, vorsichtig, aber doch fest zusammenrollen. Das Noriblatt am Ende mit etwas Wasser befeuchten und die Rolle zukleben.

Vor dem Servieren die Rollen in etwa 2 cm breite Stücke schneiden und die neidischen Blicke der anderen einfach aushalten …

Zutaten | Für etwa 3 Portionen

Basis: 100 g feinkörnige Hirse | 3–4 EL Apfelessig | 1 EL Sole
Sushi I: 1½ TL gemahlene Kurkuma | 1 kräftige Prise Pfeffer | 2 Noriblätter
Creme I: 1 gegarte Rote Bete (etwa 70 g) | 1 EL Tahin (Sesammus)
1 TL Wasabipulver (oder 1 daumengroßes Stück Ingwer, gehackt)
Füllung I: ½ gegarte Rote Bete | ½ Zucchini
Sushi II: 2 Noriblätter | **Creme II:** 1 Avocado | 2 EL geschälte Hanfsamen
einige Stängel Koriandergrün (oder Petersilie) | 1 EL Sole
Füllung II: ¼ Salatgurke | 1 kleine Karotte

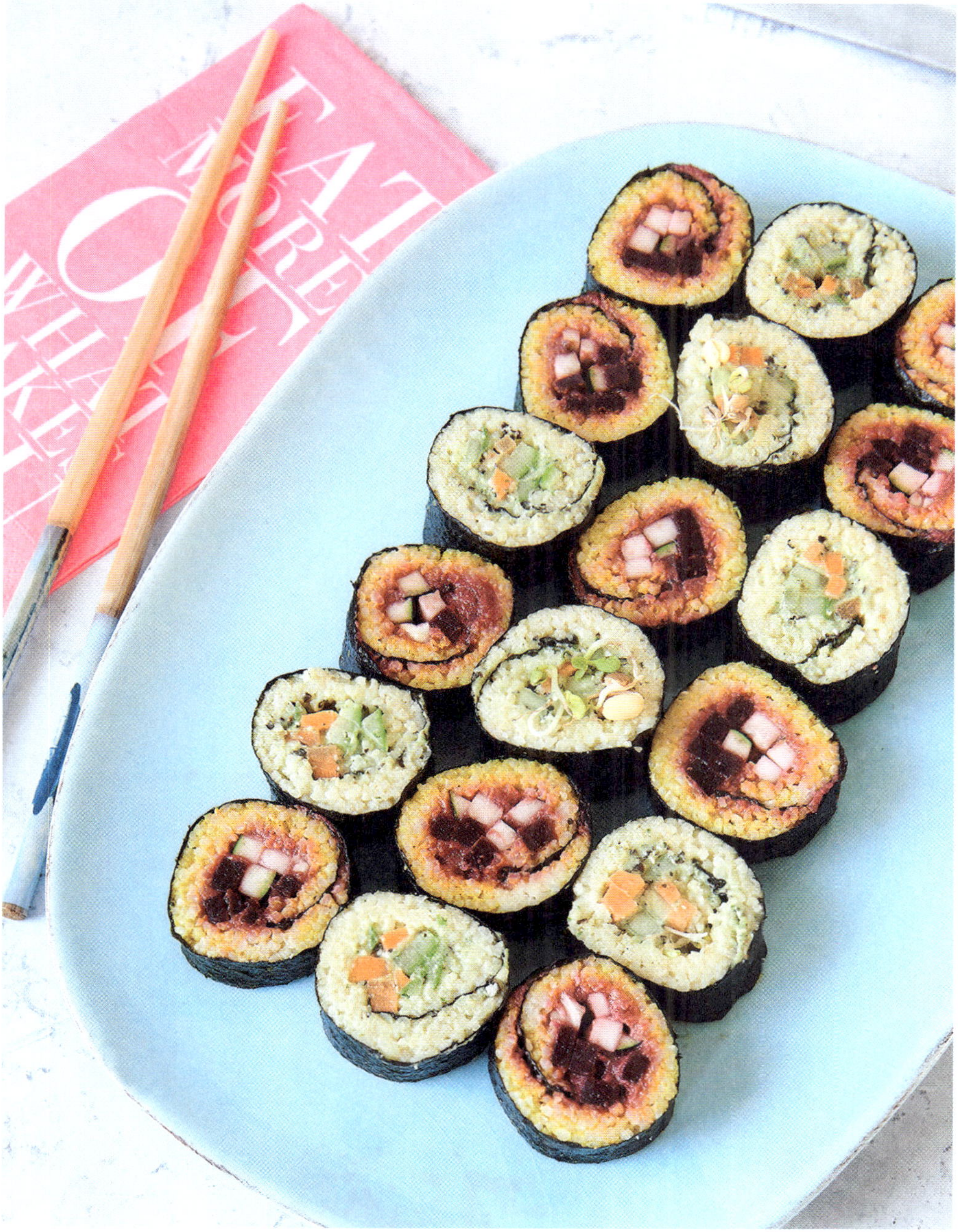

Brokkoli-Linsen-Curry

Eines meiner absoluten Glücksessen ist dieses Curry aus Linsen, Süßkartoffel und Brokkoli. Jeder einzelne Löffel zaubert mir ein Grinsen ins Gesicht. Keine Ahnung, warum. Wenn Sie es nachgekocht haben und die Antwort wissen, teilen Sie sie mir gerne mit! Die roten Linsen, die bei uns im Handel erhältlich sind, sind bereits geschält und benötigen deshalb nur eine sehr kurze Kochzeit. Dennoch lasse ich sie über Nacht ankeimen, das macht sie noch verträglicher. Die Schalotte klein schneiden und im Ghee gemeinsam mit dem Currypulver kurz anrösten. Die Linsen in einem Sieb waschen und gut abtropfen lassen. In den Topf geben und ebenfalls kurz anbraten. Die Süßkartoffel schälen, in sehr kleine Stücke schneiden und zusammen mit dem Brokkoli dazugeben. Mit 200 ml Wasser ablöschen und etwa 10 Minuten köcheln lassen. Die Linsen dürfen ruhig etwas matschig werden, sie verleihen dem Ganzen eine cremige Konsistenz. Ist alles gar, das Curry mit Kokosmilch und Sole abschmecken und mit Koriandergrün garnieren.

Zutaten | Für 1 Portion

1 kleine Schalotte | 1 EL Ghee (oder Kokosöl) | 2–3 TL indisches Currypulver | 70 g rote Linsen, über Nacht eingeweicht
150 g Süßkartoffel | 150 g Brokkoliröschen (TK) | 4 EL Kokosmilch
1 EL Sole | 2–3 Stängel Koriandergrün

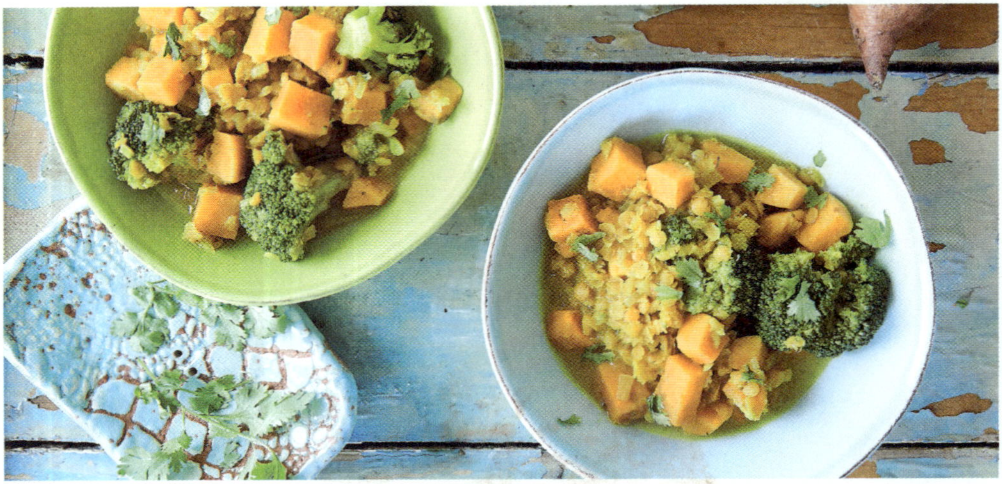

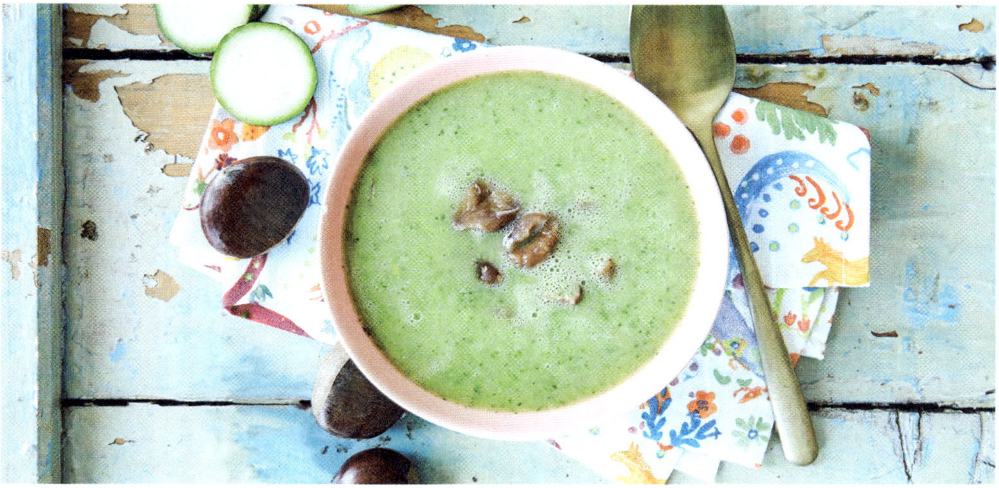

ab Tag 1

Zucchinisuppe mit Esskastanien

Anders als Nüsse enthalten Esskastanien wenig Fett, dafür aber gutes Eiweiß und jede Menge Spurenelemente. Als Suppeneinlage sind sie sensationell! Für diese Zucchinisuppe Schalotte und Knoblauch klein schneiden und im Kokosöl anbraten. Die Zucchini ebenfalls in Stücke schneiden und in den Topf geben. Kurz anrösten und mit der Basenbrühe ablöschen. Zitronengrasstängel jeweils in drei Teile schneiden und mit einem schweren Gegenstand, wie einem Stößel vom Mörser oder einer Flasche, leicht zerdrücken, damit sich das volle Aroma in der Suppe entfalten kann. 8–10 Minuten mitköcheln lassen. Dann das Zitronengras herausnehmen. Kokosmilch und Kräuter in den Topf geben und alles zu einer cremigen Suppe pürieren. Mit Pfeffer und Sole abschmecken. Die Maroni halbieren und kurz in der Suppe erwärmen. Dann die Zucchinisuppe servieren.

Zutaten | Für 1 Portion

1 kleine Schalotte | 1 Knoblauchzehe | 1 EL Kokosöl
400 g Zucchini | ½ l Basenbrühe (s. S. 101) | 2 Stängel Zitronengras
100 ml Kokosmilch | 1 TL Thymianblätter | einige Oreganoblätter
schwarzer Pfeffer | Sole | 1 kleine Handvoll gegarte Maroni

Brokkolisuppe

Es wäre ziemlich albern, wenn Brokkoli als Oberchecker in Sachen Gesundheit hier in keinem Suppenrezept vorkäme. Also: Die klein geschnittene Schalotte im Ghee anbraten, bis sich Röstaromen bilden, die Kartoffeln schälen und in feine Scheiben schneiden, damit sie schneller garen. Sie sorgen später für die Bindung und die Cremigkeit. Bockshornkleesamen und Kartoffeln ebenfalls im Topf anbraten. In Röschen zerteilten Brokkoli dazugeben und mit Brühe ablöschen. Knoblauch halbieren und zusammen mit der Muskatnuss dazugeben. 10–15 Minuten kochen, bis alles gar ist. Die Suppe mit 1 EL Mandelmus pürieren und servieren.

Zutaten | Für 1 Portion

1 Schalotte (oder ½ Zwiebel; etwa 30 g) | 1 EL Ghee (oder Kokosöl)
180 g Kartoffeln (NSG) | 1 TL Bockshornkleesamen | 300 g Brokkoli
½ l Basenbrühe (s. S. 101) | 1 Knoblauchzehe | 1 kräftige Prise Muskatnuss
1 EL Mandelmus (oder 2 EL gehackte Mandeln, geröstet)

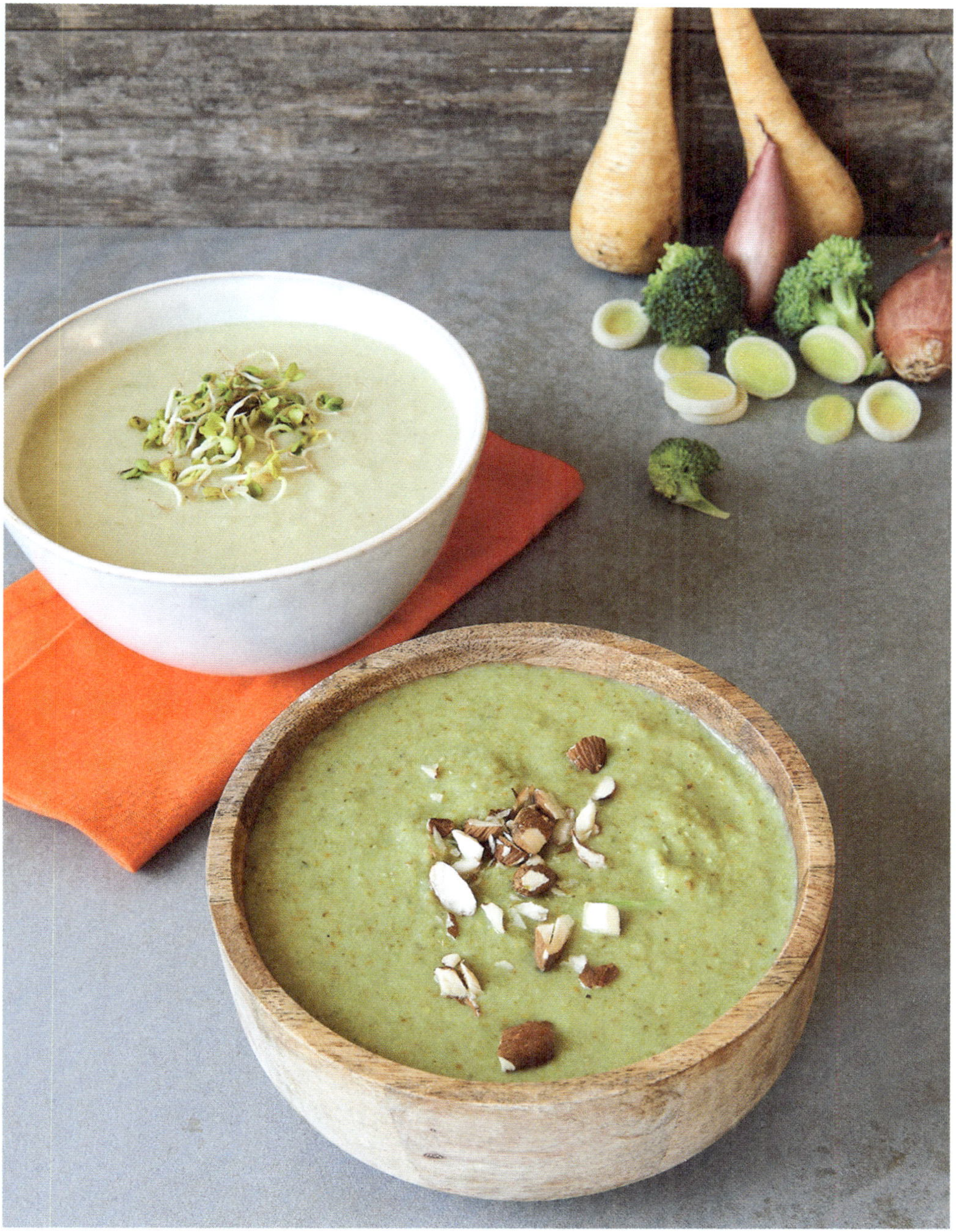

Pastinaken-Lauch-Kokos-Suppe

Pasti-Was? Lange Zeit haben Pasti und ich nichts von der Existenz des anderen gewusst. Es war ein gutes Leben, aber jetzt, da wir uns kennen, wollen wir nicht mehr ohne einander. Diese Rübe, die äußerlich wie der blasse Bruder der Karotte daherkommt, ist einzigartig im Geschmack und bereichert jeden Speiseplan. Es ist diese besondere Mischung aus zitronigen, süßen und herben Aromen. Ich liebe sie. Trotzdem kaufe ich sie regelmäßig, um sie zu verspeisen. Watt willste machen … Ach so, ja. Suppe!

Dafür den Lauch in münzgroße Stücke schnibbeln und im Kokosöl anrösten. Die Pastinake schälen, klein schneiden und ebenfalls in den Topf geben. Mit Basenbrühe ablöschen und in etwa 10 Minuten gar kochen. Abschmecken mit etwas Sole, schwarzem Pfeffer und einer ordentlichen Prise frisch geriebener Muskatnuss. Muskat hilft den Verdauungsorganen und hat entkrampfende sowie leberunterstützende Inhaltsstoffe. Bevor es ans Pürieren geht, kommt noch die Kokosmilch in den Topf. Das macht die Suppe schön cremig und hält lange satt und glücklich (Bild s. S. 153)!

Zutaten | Für 1 Portion

100 g Lauch | 1 EL Kokosöl (oder Ghee) | 250 g Pastinaken
½ l Basenbrühe (s. S. 101) | etwas Sole | schwarzer Pfeffer
1 kräftige Prise Muskatnuss | 160 ml Kokosmilch

ab Tag 1

Grüne Rohkost-Suppe

Diese Suppe wird roh genossen und liefert deshalb natürlich besonders viele Mineralstoffe. Ich liebe sie einfach. Sie ist für mich inzwischen mein absoluter Favorit nach ausgiebigen Schlemmerphasen, Feiertagen oder als Vorbereitung auf einen stressigen Tag. Ich habe hier bewusst auf Grammangaben verzichtet, denn Sie müssen nichts abwiegen, damit diese Suppe gut wird.

Salatgurke in kleine Stücke schneiden und mit etwas Wasser im Mixer klein pürieren. Dann die Kräuter dazugeben – übrigens passt hier wirklich fast alles, von Minze über Löwenzahn bis hin zu Koriandergrün oder Petersilie. Wer die Möglichkeit hat, Wildkräuter zu verwenden, rein damit! Aus geschmacklichen Gründen sollte man jedoch nicht mehr als zwei verschiedene Kräuter kombinieren. Das Avocadofruchtfleisch, den klein geschnittenen Fenchel, Hanfsamen und Zitronensaft ebenfalls dazugeben und alles pürieren, bis die Suppe eine cremige Konsistenz hat. Mit Pfeffer abschmecken. Ich verzichte bei dieser Kombination komplett auf Salz, weil ich es hier nicht vermisse. Wer mag, kann aber 1 TL Sole dazugeben. Die Suppe nicht trinken, sondern unbedingt löffeln, denn nur durch das Kauen kommt unser Körper in den vollständigen Genuss der tollen Inhaltsstoffe (Bild s. S. 156).

Zutaten | Für 1 Portion

1 Salatgurke | ½ Bund Dill (oder eine andere Kräutersorte)
½ Avocado | 1 kleine Fenchelknolle | 1 EL geschälte Hanfsamen
Saft von 1 Zitrone | Pfeffer | Optional: 1 TL Sole

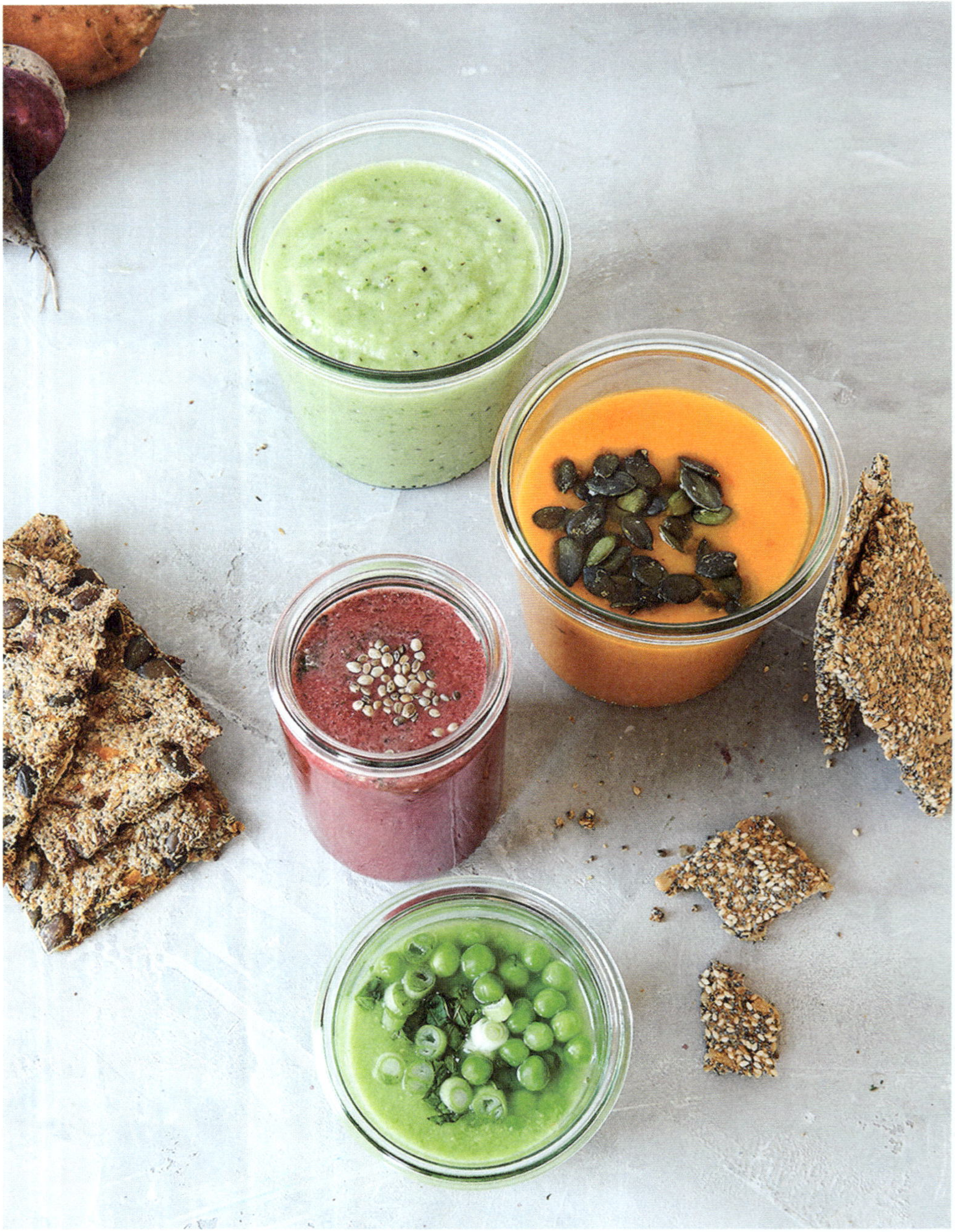

ab Tag 1

Rote-Bete-Suppe

Rote Bete gehört zum Detoxen einfach dazu. Es sei denn natürlich, man hasst sie. Dann sollte man sie meiden. Wir wollen hier schließlich niemanden quälen. In dieser Kombination ist sie besonders lecker: Die Zwiebel grob hacken und in einem Topf in 1 EL Kokosöl anrösten. Rote Beten schälen (am besten mit Handschuhen), klein schneiden und in den Topf geben. Mit Basenbrühe ablöschen und zusammen mit dem Koriander und dem Kardamom etwa 10 Minuten garen. Mit Zitronensaft abschmecken, pfeffern, den Knoblauch dazugeben. Das Ganze gut pürieren und zu guter Letzt mit 1 EL Kokosöl durchmixen, um alles zu binden.
Dazu passen die Saatencracker von S. 158/159, oder man streut Sprossen darüber. Wer mag, kann sich auch aus 3 EL Hanfsamen, Kräutern und etwas Wasser ein schickes Topping pürieren und es darübergeben.

Zutaten | Für 1 Portion

1 rote Zwiebel | 2 EL Kokosöl | 2 Rote Beten | ½ l Basenbrühe (s. S. 101)
½ TL Koriandersamen | 1 TL gemahlener Kardamom | Saft von 1 Zitrone
schwarzer Pfeffer | 1 kleine Knoblauchzehe

ab Tag 8

Erbsensuppe

Erbsen liefern gut verwertbares Protein. Zusammen mit den Kartoffeln sind Sie mit dieser Suppe eiweißmäßig hervorragend versorgt. Und mal abgesehen davon, dass die Farbe einfach wunderschön ist, geschmacklich machen Erbsen einfach immer Spaß! Die Kartoffeln schälen, in hauchfeine Scheiben schneiden und zusammen mit der Basenbrühe 5 Minuten kochen. Die Erbsen und den klein geschnittenen Ingwer dazugeben und weitere 4 Minuten garen. Im Anschluss die Suppe kurz durchpürieren. Ich lasse immer ein paar Erbsen ganz, dann hat man mehr zum Beißen. Die Frühlingszwiebel und die Minze klein schneiden und darübergeben.

Zutaten | Für 1 Portion

100 g Kartoffeln (NSG) | ½ l Basenbrühe (s. S. 101) | 300 g Erbsen (TK)
1 Stück Ingwer, geschält (10 g) | 1 Frühlingszwiebel | einige Minzeblätter

ab Tag 1

Süßkartoffel-Paprika-Suppe

Diese Suppe ist so gemütlich wie ein Daunenbett. Sie wärmt nicht nur das Herz, sondern auch den Körper und kurbelt wunderbar unser System an. Das Kokosöl in einem Topf erhitzen und die klein geschnittene Schalotte darin anbraten. Die fein gehackte Chilischote und die Kaffirlimettenblätter dazugeben und ebenfalls kurz anbraten. In der Zwischenzeit die Süßkartoffeln schälen, ebenso wie die Paprika in Würfel schneiden und beides in das Gebrutzel im Topf geben. Mit der Brühe ablöschen und etwa 10 Minuten garen. Alles pürieren, die Suppe abschmecken und mit Kürbiskernen bestreut genießen oder Saatencracker dazu knabbern (Bild s. S. 156).

Zutaten | Für 1 Portion

1 EL Kokosöl | 1 Schalotte | ½ Chilischote (vorsichtig mit der Schärfe sein, NSG) | 2 Kaffirlimettenblätter (oder abgeriebene Schale von 1 Bio-Limette) | 250 g Süßkartoffeln | 100 g rote Paprikaschote (NSG) | ½ l Basenbrühe (s. S. 101) | 1 kleine Handvoll Kürbiskerne (oder Saatencracker, s. unten/S. 159)

ab Tag 1

Karotte-Fenchel-Saatencracker

Weil Karotten so köstlich sind und unglaublich viele Ballaststoffe haben, passen sie hervorragend zu den Saaten. Leinsamen immer frisch im Mixer oder Mörser schroten. Gekaufter geschroteter Leinsamen enthält kaum mehr Nährstoffe. Alle trockenen Zutaten gut vermischen und zuletzt 300 ml Wasser und die Sole unterrühren. Den Ofen auf 160 °C Umluft vorheizen, und in 30 Minuten ist der Teig dann auch soweit, auf dem mit Backpapier ausgelegten Blech gleichmäßig verteilt zu werden. Die Cracker fertigstellen wie im Rezept rechts oben beschrieben (Bild s. S. 156).

Zutaten | Ergibt etwa 12 Scheiben Knäckebrot

100 g Leinsamen | 80 g Chiasamen | 120 g Karotte, geraspelt
100 g Kürbiskerne | 2 EL Fenchelsamen (oder Anis) | 2 EL Sole

ab Tag 1

Mohn-Saatencracker

Es gibt bei mir unzählige Varianten dieser Cracker, denn ich liebe es, zu experimentieren. Sie enthalten alle kein Getreide, und Leinsamen oder Chiasamen dienen als Bindemittel. Ach ja, die Cracker schmecken unwiderstehlich lecker. Das ist im Grunde das einzige Problem. Auch hier ist es wichtig, die Leinsamen gut zu zermörsern oder im Mixer zu zerkleinern, denn nur dann können sie gut binden. Sonnenblumenkerne, Sesam und Mohn dazugeben und mit 300 ml Wasser vermischen. Gewürzt wird mit Sole und schwarzem Pfeffer. Dann 30 Minuten ziehen lassen, damit die geschroteten Leinsamen ihren Bindungszauber entfalten können. Ist die Masse zu einem Teig geworden, kann man ihn auf einem mit Backpapier ausgelegten Backblech verteilen. Das Ganze bei 160 °C Umluft in 50–60 Minuten knusprig backen.

Wer die klassische Knäckebrot-Form möchte, kann nach 15 Minuten Backzeit mit der Rückseite eines Messers Markierungen für Scheiben eindrücken, dann bekommt man hinterher durch Auseinanderbrechen an diesen Sollbruchstellen Scheiben.

Die Cracker sind fertig, wenn man das Ganze wirklich problemlos gut auseinanderbrechen kann. Ist die Mitte nicht ganz durchgebacken, geben Sie das Blech mit dem Mittelteil einfach nochmals für 5 Minuten in den Ofen. Aufbewahren lassen die Cracker sich in einer luftdichten Dose, darin sind sie mehrere Wochen haltbar (Bild s. S. 156).

Zutaten | Ergibt etwa 12 Scheiben Knäckebrot

100 g Leinsamen | 100 g Sonnenblumenkerne | 100 g Sesam
100 g Mohn | 2 EL Sole | ¼ TL schwarzer Pfeffer

Basische Basics und Superfoods

Basische Basics

GEMÜSE

Hier ist tatsächlich fast alles erlaubt, Allergiker mögen lediglich bei Nachtschattengewächsen (NSG) aufpassen:

- Aubergine (NSG)
- Blumenkohl
- Brokkoli
- Chilischote (NSG)
- Erdmandeln
- Esskastanien
- Grünkohl
- Gurke
- Karotten
- Kartoffeln (NSG)
- Knoblauch
- Kohl
- Kohlrabi
- Kräuter
- Kürbis (besonders der Butternut-Kürbis)
- Lauch
- Mangold
- Paprikaschoten (NSG)
- Pilze (besser gegart als roh)
- Rettich
- Rote Bete
- Salate
- Sellerie
- Spinat
- Sprossen aller Art
- Staudensellerie
- Steckrübe
- Süßkartoffel
- Topinambur
- Zucchini
- Zwiebel

FRÜCHTE (in Maßen):

- Apfel (alte Sorten, wie z. B. Berlepsch, Boskoop, Cox Orange)
- Avocado
- Beeren aller Art (Achtung Gojibeeren sind Nachtschattengewächse)
- Birne
- Granatapfelkerne
- Grapefruit
- Kokosnuss, Kokosmilch
- Limette
- Tomaten (NSG; besser gegart als roh)
- Zitrone

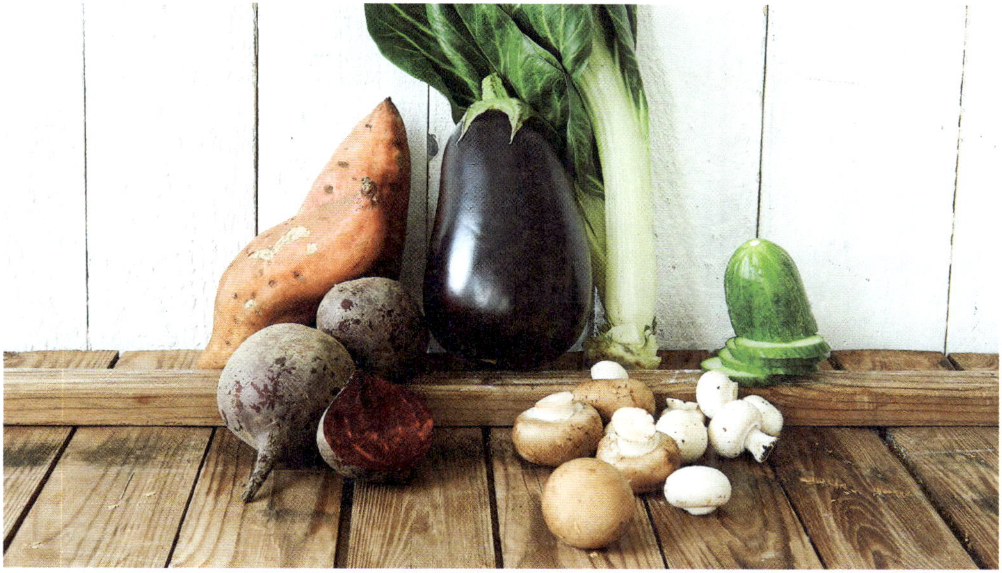

SAATEN UND KERNE (in Maßen)

- Chia
- Kürbiskerne
- Leinsamen
- Mandeln, Mandelmus, Mandeldrink
- Mohn
- Sesam, Tahin, Sesamdrink
- Sonnenblumenkerne

FETTE/ÖLE

- Butter aus Rohmilch (oder mindestens von Kühen aus Weidehaltung)
- Hanföl
- Kokosöl
- Leinöl
- Olivenöl
- Sesamöl

WÜRZMITTEL

- Apfelessig (am besten mit Essig-Mutter)
- basisches hefefreies Suppenpulver

Gewürze sind erlaubt, man sollte nur nicht übertreiben, da die Kur Magen und Darm entlasten soll:

- Gomasio (gesalzener Sesam)
- Kräutersalz
- Sole (Rezept s. S. 103)
- Steinsalz/Himalayasalz
- Kräuter aller Art (z. B. Petersilie, Dill, Minze, Rucola, Thymian, Oregano, Salbei)
- Salicornia
- Bio-Senf
- schwarzer Pfeffer

HÜLSENFRÜCHTE UND GETREIDE

Nach spätestens einer Woche den Speiseplan durch pflanzliche Eiweißquellen ergänzen: **Hülsenfrüchte** ausschließlich angekeimt verwenden, also für mindestens 12 Stunden in Wasser einweichen:

- Adzukibohnen
- Erbsen
- Kichererbsen
- Linsen
- Mungobohnen
- weiße Bohnen

Getreide und Pseudogetreide (auch hier erhöht sich die Verträglichkeit durch mindestens vierstündiges Einweichen):

- Amarant
- Buchweizen, Buchweizendrink, Buchweizenwaffeln
- Hirse, Hirsedrink
- Quinoa, Quinoadrink
- Vollkornreis, Reiswaffeln, Reisdrink
- glutenfreies Knäckebrot
- Brot aus gekeimten Sprossen

WARUM ANKEIMEN?

Viele Samen, d. h. Nüsse, Kerne, Getreide und Pseudogetreide, Hülsenfrüchte und Co. verfügen über sekundäre Pflanzenstoffe, die Fressfeinde abwehren sollen. In Maßen genossen schaden uns diese Pflanzenstoffe nicht. Wenn wir aber eine Menge davon zu uns nehmen, kann das nicht nur zu Verdauungsstörungen führen. Außerdem verhindern sogenannte Enzym-Inhibitoren in den Samen, dass Vitamine und andere Nährstoffe vom Körper aufgenommen werden. Wer

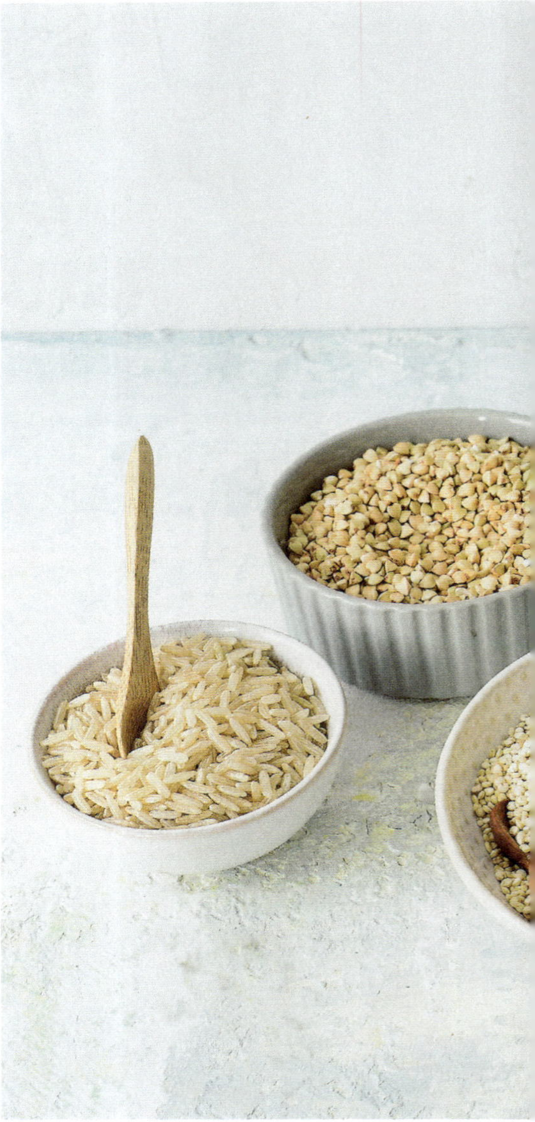

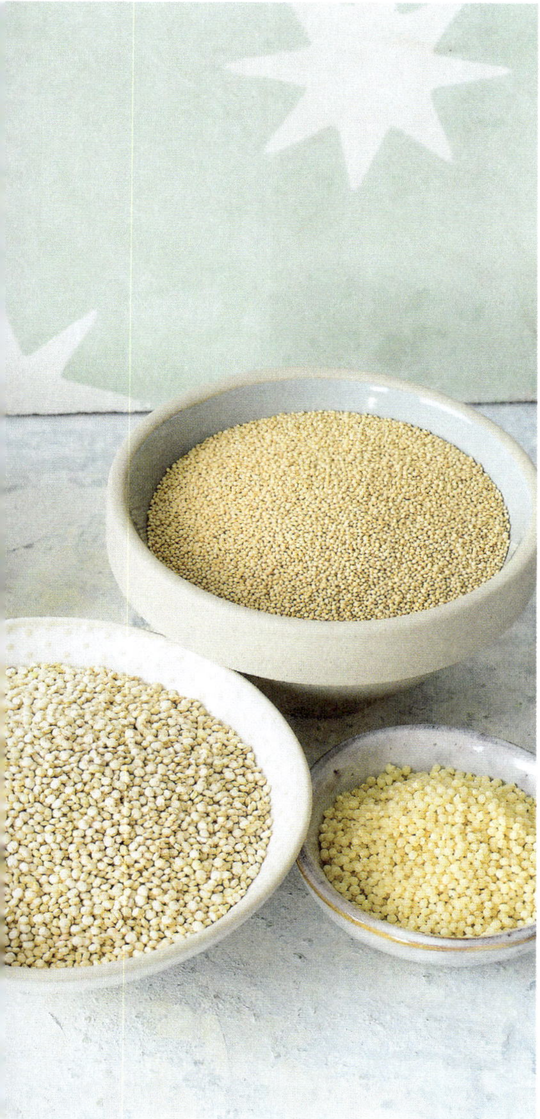

sekundäre Pflanzenstoffe und Enzym-Inhibitoren inaktivieren, also mehr aus seinen Lebensmitteln herausziehen möchte, lässt alle Arten von Samen über Nacht in Wasser (und optional 1 TL Natron, um den Vorgang zu beschleunigen) einweichen und dabei ankeimen. Der Samen ähnelt, je länger er keimt, umso mehr einem Gemüse und erhöht sogar seine Mikronährstoffdichte. Vor dem Kochen das Einweichwasser wegschütten und durch frisches Wasser ersetzen.

Wenn es schnell gehen muss, dürfen Kichererbsen, Nüsse, Samen und Körner auch mal direkt genossen werden. Auch bereits gegarte Produkte aus dem Glas sind nicht verboten. Bei empfindlicher Verdauung rate ich aber davon ab.

PROTEINPULVER

Sie sättigen und unterstützen damit dabei, die Detox-Kur durchzuhalten. Natürlich entsprechen sie nicht ganz der Fasten-Philosophie, einfach und unverarbeitet zu essen. Wer sportlich sehr aktiv ist oder sich bereits am vierten oder fünften Detox-Tag schwach fühlt, kann mit Proteinpulver seinen Eiweißmangel schnell auffüllen. Achten Sie auf ein rein pflanzliches Proteinpulver ohne Whey (Molkenprotein) oder andere tierische Eiweiße. Nur pflanzliche Proteinpulver werden vom Körper basisch verstoffwechselt. Besonders hochwertig sind Proteinmischungen aus angekeimten Hülsenfrüchten oder Getreide, zum Beispiel Erbsen- und Reisprotein, natürlich ohne künstliche Süßstoffe.

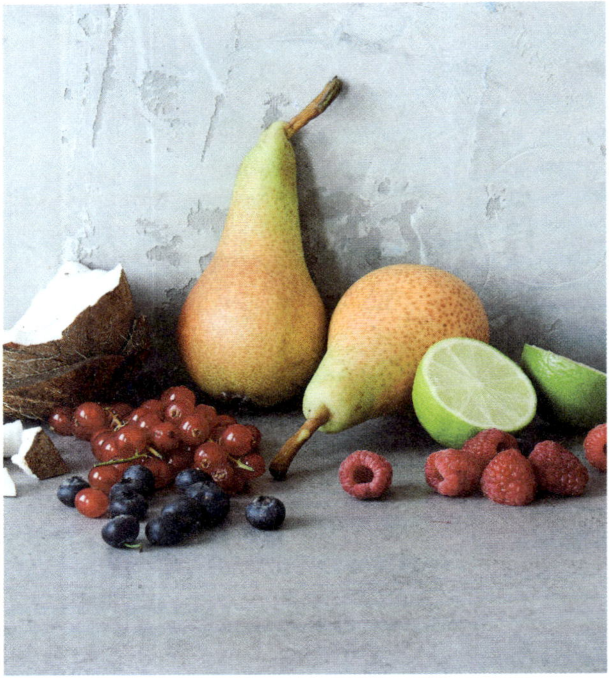

SÜSSE FRÜCHTE UND SÜSSSTOFFE

Süße Früchte sind während einer Fastenkur nicht verboten, sollten aber nur in Maßen genossen werden. Auch wenn gerade Datteln, Aprikosen und Bananen, insbesondere die getrockneten, als tolle Lieferanten von Mineralstoffen und Spurenelementen gelten, enthalten sie viel Zucker. Das heißt, bei starken Blähungen oder anderen Beschwerden lieber darauf verzichten, auch wenn es anfangs schwerfällt.

Bei Obst liefert die komplette Frucht einen sinnvollen Verbund aus Inhaltsstoffen und sollte einem Saft oder gar Dicksaft vorgezogen werden. Das liegt daran, dass Apfel, Birne und Co. nicht nur Fruktose enthalten, sondern auch jede Menge Wasser, Vitamine, Mineralstoffe und Ballaststoffe wie Pektin, die es dem Körper schwerer machen, schnell an den Zucker heranzukommen. Der Blutzuckerspiegel wird moderat erhöht, statt Achterbahn zu fahren.

Beim Saftpressen gehen nicht nur sämtliche Ballaststoffe verloren, Wärme und Lichteinfluss reduzieren Mineralstoffe, Vitamine und sekundäre Pflanzenstoffe. Der Fruchtzucker muss in der Leber in verwertbare Glukose umgewandelt werden. Wird diese gerade nicht gebraucht, landet sie in den Fettdepots. Dicksäfte sind eingekochte Säfte,

»Früchte am besten in ihrer ganzen natürlichen Pracht genießen.«

die hochkonzentrierte Fruktose liefern. Sie schmecken lecker und erwecken den tollen Anschein, sich etwas Gutes zu tun. Inzwischen weiß man, dass die Leber in diesem Kreislauf eine wichtige Rolle spielt und zu viel Fruktose insbesondere das gefürchtete Bauchfett ansteigen lässt. Agavendicksaft, Apfeldicksaft und wie sie alle heißen sind daher unter diesem Aspekt keine gesunden Alternativen.

Ahornsirup hingegen ist ein reines Naturprodukt und besteht aus dem Baumsaft des Ahorns. Er wird natürlich auch eingekocht, enthält aber nicht so viel Fruktose wie zum Beispiel Agavendicksaft, dafür aber wesentlich mehr Mineralstoffe. Es gibt sogar Studien, die Ahornsirup eine entzündungshemmende Wirkung nachsagen. Jedoch wurden diese mit Ahornsirup-Extrakten durchgeführt, wo die Wirkstoffe in wesentlich höherer Konzentration vorhanden sind. In Maßen genossen ist er daher der Einäugige unter den Blinden. ;-)

EINKAUFSTIPPS

Natürlich ist es toll, wenn man die finanzielle Möglichkeit hat, alles frisch und in Bioqualität zu kaufen. Ich verwende aus Zeitgründen oft auch Tiefkühl-Gemüse. Zwar gehen beim Tiefkühlen viele Vitamine und leider oft auch wichtige sekundäre Pflanzenstoffe verloren. Aber TK-Gemüse ist immer noch besser, als sich ein labbriges Fertigbrötchen aus einem Fastfoodrestaurant zwischen die Kauleiste zu drücken. Ihr Essen sollte Sie nicht stressen, sondern Ihnen guttun. Und das fängt schon beim Einkauf und der Zubereitung an. Und was tiefgekühlte Kohlsorten angeht, hat man herausgefunden, dass viele Menschen Kohl besser vertragen, wenn dieser tiefgekühlt war, da sich wohl die Beschaffenheit der schwer verdaulichen Zellulose durch diesen Vorgang verändert. Mit Schädlingsbekämpfungsmitteln behandeltes Gemüse belastet auch unseren Organismus. In welcher Weise genau, wissen wir in vielen Fällen noch gar nicht, da über die Wechselwirkungen der Chemikalien in unserem Körper untereinander nur wenig bekannt ist.

Im Internet gibt es einige Listen, auf denen Sie nachschauen können, bei welchen Obst- und Gemüsesorten die Pestizidbelastung sehr hoch ist und wo man tatsächlich auf Bioware zurückgreifen sollte. Einfach bei Google »Pestizide und Gemüse« oder »das dreckige Dutzend« eingeben; z. B.:
www.utopia.de/galerien/das-dreckige-dutzend-pestizide-obst-gemuese-bio

Außerdem bieten auch viele regionale Verbraucherzentralen den Service mit Saisonkalender an, z. B.:
www.verbraucherzentrale-niedersachsen.de/themen/ernaehrung-lebensmittel/schadstoffe/welche-lebensmittel-sind-pestiziden-belastet

Meine persönlichen Superfoods

Superfoods begegnen einem inzwischen fast überall, aber eine offizielle Definition gibt es bisher nicht. Für mich sind Superfoods Lebensmittel, die besonders nährstoffreich sind. Wir müssen davon relativ wenig essen, um uns etwas Gutes zu tun. Geht man aktuell durch Supermärkte, hat man das Gefühl, diese Superfoods wachsen ausschließlich in exotischen Ländern und haben unaussprechliche Namen. Es müssen aber nicht immer Açaí, Baobab oder Gojibeeren sein. Letztere sind übrigens Nachtschattengewächse. Für Leute, die diese Art von Pflanzen nicht vertragen, sind Gojibeeren also eher kontraproduktiv … Ich habe inzwischen meine persönlichen Lieblinge, zu denen ich immer wieder zurückkehre. Zwei Exoten sind dabei, ansonsten ist alles europäischer Herkunft, kommt also nicht von allzu weit her.

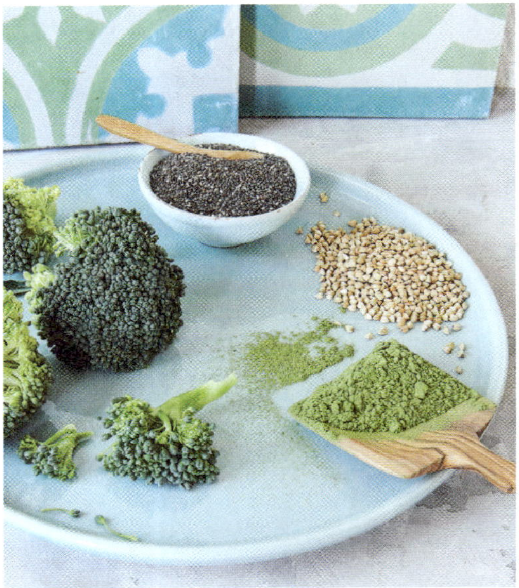

1.

Buchweizen: Er ist ein getreideähnliches Korn, welches vor allem in Polen und Russland sehr beliebt ist. Es enthält im Gegensatz zu echtem Getreide kein Gluten und hat eine sehr hohe biologische Wertigkeit. Das bedeutet: Fast 80 % seiner Inhaltsstoffe können vom Körper aufgenommen werden. Buchweizen enthält alle essenziellen Aminosäuren, also diejenigen, die der Körper nicht selbst herstellen kann. Darüber hinaus ist in Buchweizen ein hoher Anteil an B-Vitaminen und Magnesium (gut gegen Stress) enthalten. Seine Ballaststoffe regen die Verdauung an und binden Toxine. Laut fernöstlicher Heilkunde unterstützt Buchweizen die Nierenenergie, ist also ideal, um die Ausleitung zu unterstützen.

2.

Brokkoli: Er zählt zum gesündesten Gemüse der Welt! Liefert kaum Kalorien, dafür unzählige Mineralstoffe und Spurenelemente von Kalzium, Magnesium, Eisen, Folsäure, Karotin bis zu Sulforaphan. Dieser sekundäre Pflanzenstoff wirkt nachgewiesen hilfreich gegen Krebs. Leider soll Brokkoli durch Tiefkühlen gerade diesen Wunderstoff verlieren. Noch effektiver als frischer Brokkoli sind Brokkolisprossen. Denn in ihnen stecken dieselben Inhaltsstoffe der ausgewachsenen Pflanze, nur in vielfacher Menge.

3.

Chiasamen: Sie werden aus Südamerika importiert und haben daher einen etwas negativen Beigeschmack, was unseren Klima-Fußabdruck angeht. Dennoch, sie sind einfach wahnsinnig vielfältig und bieten durch ihren neutralen Geschmack unzählige Möglichkeiten in der Küche. Sie liefern ein tolles Omega-3-/Omega-6-Fettsäurenverhältnis, wichtig bei Entzündungen. Chiasamen sind reich an Eiweiß und noch reicher an Ballaststoffen. Ihre Quellfähigkeit und die damit verbundene Schleimbildung liefert nicht nur supergute Ergebnisse beim Backen ohne Ei, sondern auch tolle gesundheitliche Aspekte für die Schleimhäute des Verdauungssystems.

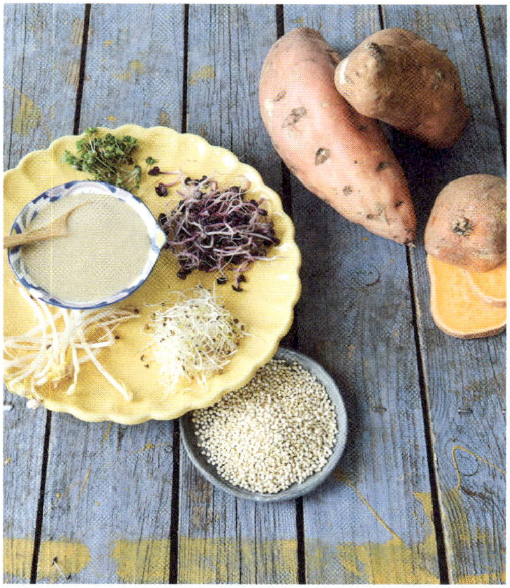

4.

Gerstengraspulver: Zugegeben, es schmeckt wie ein Biss ins Gras, wirkt aber tatsächlich Wunder! Selbst das getrocknete Pulver enthält so viele Mineralstoffe, wie kaum ein anderes Nahrungsergänzungsmittel. Die Einnahme von Gerstengraspulver ist nicht nur bei Übersäuerung sinnvoll, sondern auch bei Eisenmangel. Chlorophyll, welches dem Gras seine grüne Farbe verleiht, hat eine ähnliche chemische Molekülstruktur wie Hämoglobin. Das ist der rote Blutfarbstoff, welcher unseren Sauerstoff transportiert und somit unsere Leistungsfähigkeit beeinflusst. Die beiden, Chlorophyll und Hämoglobin, unterscheiden sich nur durch ein Atom. Gerstengras enthält darüber hinaus Superoxid-Dismutasen. Dieser Name klingt nach kleinen Schildkröten, die in radioaktive Tanks gefallen sind. Es handelt sich dabei allerdings lediglich um sensationelle Enzyme, die Schäden in der Darmschleimhaut reparieren können sollen.

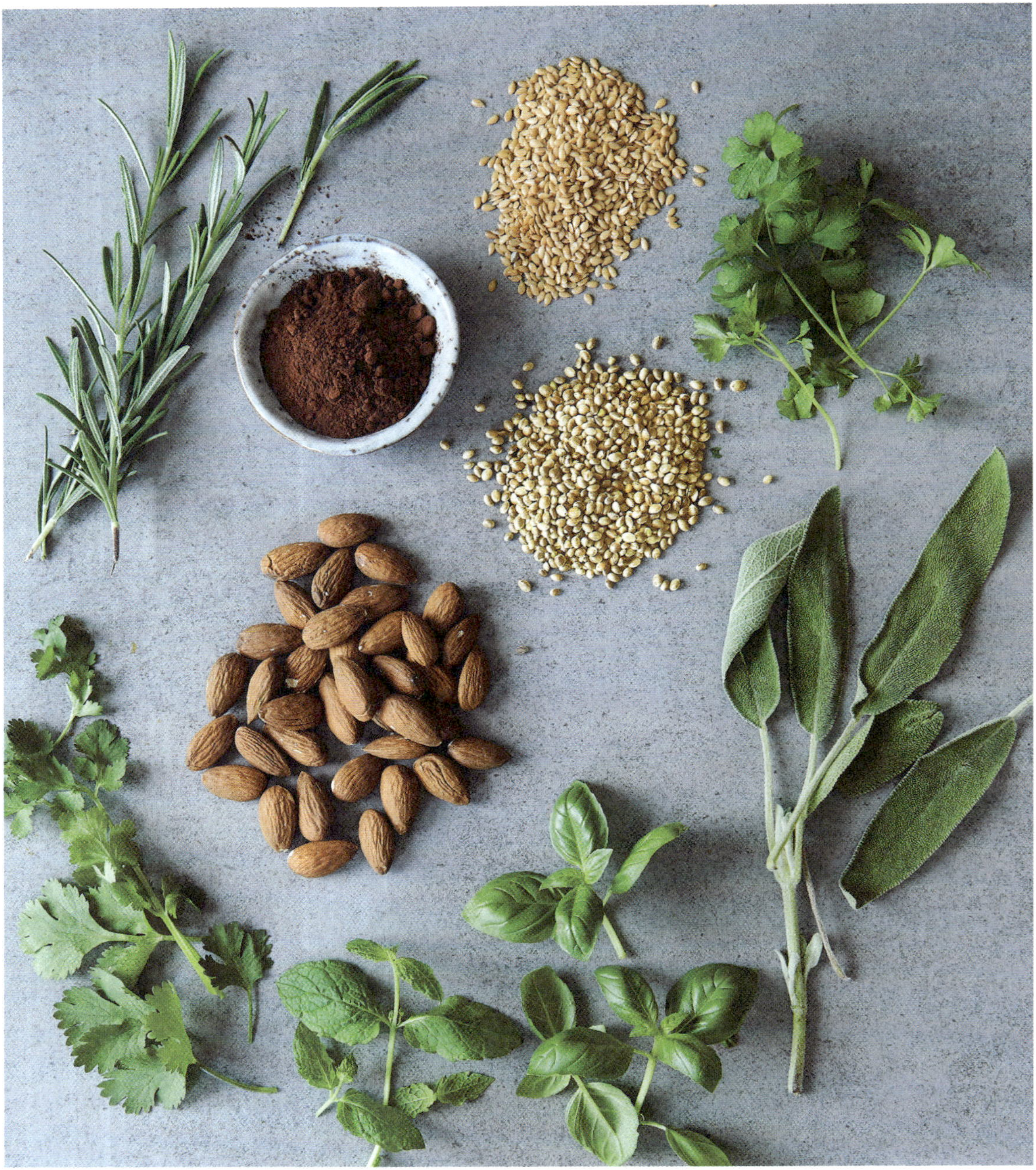

5.

Hanfsamen: Sie liefern viele wichtige Proteine, gesunde Fettsäuren und sind dank Gamma-Linolsäure entzündungshemmend. Gamma-Linolsäure ist übrigens eine tolle Omega-6-Fettsäure, gerade für Diabetiker und Neurodermitiker empfehlenswert und der Beweis, dass nicht alles in diesem Bereich schlecht ist! Hanfsamen können sogar dank zahlreicher Antioxidanzien Zellschäden reparieren. Dank der B-Vitamine sorgen sie für Entspannung, nicht nur im Gemüt, sondern auch für die Haut. Diese kleinen weißen Dinger sind wirklich wahre Wunder, toll für Sportler, wirken gegen Frauenleiden und feiern zu Recht eine immer größer werdende Präsenz in den Supermärkten. Sie sollten unbedingt immer in der geschälten Variante verarbeitet werden, da es bei einem sensiblen Verdauungssystem sonst Probleme geben könnte.

6.

Kakao & Carob: Kein Buch von mir ohne eine kleine Lobhudelei an diese sensationelle Bohne, die ihresgleichen sucht, was köstliche gesunde Inhaltsstoffe angeht. Schokolade 4ever! Beim christlichen Fasten scheiden sich zu diesem Thema die heiligen Geister: Während die Jesuiten immer gegen Schokolade beim Fasten waren, stimmten die Dominikaner dafür. Und auch alle Päpste, die sich jemals mit der Frage beschäftigen mussten, sagten JA zur Schokolade, wenn sie denn in flüssiger Form gereicht würde. Herrlich! Im klassischen Basenfasten hat Schoki aufgrund der säurebildenden und teils »berauschenden« Eigenschaften dennoch nichts zu suchen. Wer also wirklich konsequent sein möchte, verzichtet auf kakaohaltige Produkte und ersetzt sie durch Carob. Das gemahlene Pulver aus den Früchten des Johannisbrotbaumes ist koffeinfrei und steckt voller Mineralstoffe wie Kalzium und Eisen. Carob schmeckt säuerlicher, karamelliger als Kakao und eignet sich gut, um Speisen süßer zu machen, ohne uns mit Kalorien zu bombardieren. Übrigens, die Hülsen der Früchte werden verwendet, um das natürliche Johannisbrotkernmehl herzustellen.

7.

Leinsamen: Ähnlich wie Chiasamen haben auch Leinsamen eine tolle Quellfähigkeit und bilden in Verbindung mit Wasser einen Schleim, der wunderbar geeignet ist, wenn man mit Entzündungen zu kämpfen hat. Da die Schale jedoch sehr hart ist, sollte man unseren einheimischen Leinsamen immer frisch schroten, sonst passiert die Saat ungenutzt den Verdauungstrakt. Bei empfindlicher Verdauung und Wucherungen im Darm kann das sogar zu Problemen führen. Hier empfehle ich, die geschroteten Körner über Nacht in Wasser einzuweichen, die Schalen abzusieben und nur den Schleim zu trinken. Wirkt gut und tut gut. Leinsamen enthalten darüber hinaus Phytoöstrogene und können somit den Hormonhaushalt positiv beeinflussen. Das Vitamin E fungiert als starkes Antioxidans, täglich in natürlicher Form genossen ein wahres Anti-Aging-Wunder! Um in den Genuss all dieser Vorzüge zu kommen, kaufen Sie bitte Leinsamen nie fertig geschrotet. Viele der Inhaltsstoffe sind sehr licht-, luft- und wärmeempfindlich. Sobald das Korn aufgebrochen ist, verfliegen sie. Geben Sie daher das ganze Korn einfach in den Mixer, in die Küchenmaschine oder den Mörser, kurz bevor Sie es verarbeiten.

8.

Mandeln: Bei ihnen gerate ich regelmäßig ins Schwärmen, weil sie einfach mein Allzeitfavorit sind. Es gibt im Grunde so gut wie nichts, wogegen Mandeln nicht helfen können. Zum Snacken sind sie beispielsweise perfekt geeignet, da sie Heißhunger zügeln. Die vielen Kalorien sollten hier niemanden abschrecken, da nicht alles davon vom Körper aufgenommen wird, sondern die Kohlenhydrate durchgeschleust werden. Das ist für die Darmflora prima, weil Mandeln prebiotisch wirken, also Futter für gute Darmbakterien darstellen, aber nicht auf die Hüften gehen. Besonders phänomenal: Laut Forschung reduzieren sie die Insulinresistenz bei Diabetes Typ 2 und machen die Zellen wieder fit für die Glukoseaufnahme.

9.

Sprossen: Sie sind im Grunde Babygemüse mit einer geballten Ladung wertvoller Inhaltsstoffe. Sie enthalten davon ein Vielfaches der Menge, die die ausgewachsenen Pflanzen mitbringen. In vielen Supermärkten bekommt man inzwischen unterschiedliche Sprossensorten fertig gekeimt zu kaufen. Wer Geld sparen möchte, kauft sich ein Keimgerät und zieht seine Sprossen selbst. Keimgläser bekommt man im Drogeriemarkt bereits für unter zehn Euro. Besonders einfach lassen sich Alfalfa-Sprossen und Brokkolisprossen züchten. Die Samen gut befeuchten und jeden Tag zweimal spülen. Bereits nach zwei Tagen kann man die meisten Sprossensorten ernten und im Salat, in Sushi oder als Topping auf der Suppe genießen.

10.

Süßkartoffel: Sie ist mein Genussbaby unter den Superfoods, weil sie zum Reinsetzen lecker schmeckt. Anders als die Schwesterknolle Kartoffel ist sie kein Nachtschattengewächs und daher für nahezu alle gut verträglich. Die Süßkartoffel hat entzündungshemmende Inhaltsstoffe, liefert Beta-Karotin, das dazu beiträgt, die Abwehrkräfte zu stärken, Ballaststoffe sowieso. Das enthaltene Kalium hilft unserem Körper, den Flüssigkeitshaushalt zu regulieren und überflüssiges Wasser aus dem Gewebe auszuschwemmen. Inzwischen werden Süßkartoffeln auch in Europa angebaut, das bedeutet, auch die Ökobilanz stimmt.

11.

Tahin: Für das Sesammus werden die Samen so lange gemahlen bzw. langsam zerquetscht, bis eine cremige Masse entsteht. Die Kombination aus wertvollen ungesättigten Fettsäuren, Proteinen und Mineralstoffen im Sesam ist unschlagbar. Besonders hervorzuheben sind die positiven Auswirkungen dieser Inhaltsstoffe auf das Herz-Kreislauf-System und das Immunsystem. Für das dunkle Tahin werden die Sesamsamen mit der Schale verarbeitet, es ist daher geschmacksintensiver. Wer Tahin also zum ersten Mal ausprobiert und unsicher ist, sollte lieber zur hellen Variante greifen.

12.

Quinoa: Es ist glutenfrei, proteinreich und enthält alle essenziellen Aminosäuren, darunter Tryptophan, die Aminosäure, die wir für unser Wohlbefinden benötigen. Dazu Eisen, Mangan, Kupfer, Magnesium, reichlich Ballaststoffe – die Liste der positiven Eigenschaften der auch Inkakorn genannten Körner ist lang. Neben Chiasamen ist Quinoa das zweite Lebensmittel, auf das ich ungern verzichte, obwohl es von weit her kommt, nämlich aus Südamerika. Aber es sucht einfach seinesgleichen, wenn es um die Ausgewogenheit der gesunden Inhaltsstoffe und die Sättigung geht. Quinoa kann man vielseitig zubereiten: süß, herzhaft, als Risotto, in der Suppe, in Pancakes, Waffeln, Brei oder Porridge. Ich persönlich mag am liebsten die rote Quinoa, weil sie milder schmeckt als die hellgelbe Sorte.

»OFT VERBIRGT SICH IN VERMEINTLICHEM UNKRAUT EIN WERTVOLLES GESUNDHEITSMITTEL.«

13.

Wildkräuter: Ich habe immer frische Kräuter zu Hause und verwende sie niemals sparsam, sondern immer reichlich. Denn sie geben nicht nur einen herrlichen Geschmack ab, sondern stecken auch voller Vitamine, gesunder sekundärer Pflanzenstoffe und Mineralstoffe. Diese Inhaltsstoffe regen beispielsweise die Verdauung an, machen von innen schön – und glücklich. Wildkräuter sind die Königinnen unter den Kräutern und enthalten ein Vielfaches an Gutem im Vergleich zu gezüchteten Kräutern. Wenn Sie also Brennnessel, Löwenzahn, Giersch, Brunnenkresse oder Gänseblümchen im Supermarkt finden oder auf einer hundefreien öffentlichen Wiese sehen, greifen Sie zu! Oft verbirgt sich in vermeintlichem Unkraut ein wertvolles Gesundheitsmittel.

ERSTE HILFE

Verstopfung

Die **Trinkmenge** zu erhöhen, ist immer das erste Mittel zum Glück. Stilles Wasser bindet nicht nur freigesetzte Giftstoffe, sondern sorgt auch für besseren »Fluss« des Stuhlgangs.

Milchsauer vergorene Gemüsesäfte können helfen. Wenn Sie über längere Zeit Protonenpumpenhemmer einnehmen mussten, ist Ihre Magensäure reduziert. Magensäure schützt nicht nur vor schädlichen Bakterien, sondern zerlegt auch das Essen in seine Einzelteile. Starten Sie mit 100 ml, um zu testen, ob Ihre Verdauung daraufhin anspringt. Schilddrüsenpatienten sollten auf Sauerkrautsaft verzichten.

Flohsamenschalen sind wasserlösliche Ballaststoffe, die das Stuhlvolumen erhöhen und somit dafür sorgen, dass alles, was raus muss, auch rausbefördert wird. Die feinen Samenschalen können sogar die Zotten der Darmschleimhaut »putzen« und festgesetzte Schlacken lösen. Starten Sie mit 1 TL gemahlenen Flohsamenschalen auf 300 ml stilles Wasser, welches Sie umgehend trinken sollten, sonst quillt schon vorher alles auf.

1 TL bis 1 EL Leinöl (je nach Beschwerdegrad) auf nüchternen Magen eingenommen, versorgt den Körper nicht nur mit wertvollen Omega-3-Fettsäuren, sondern hilft der Verdauung ebenfalls auf die Sprünge. Achten Sie bei dem Öl auf gute Qualität in dunkler Flasche.

Tee mit **Sennesblättern** gibt es in der Apotheke oder im Reformhaus. Diese Teeblätter sind nicht so sanft, wie die vorherigen Methoden, sondern sehr »durchsetzungskräftig«. Der Tee wird abends getrunken, und 8 bis 12 Stunden später möchte der Darm definitiv alles loswerden, was nicht reingehört. Dieser Prozess ist sehr reinigend, aber definitiv nichts für jeden Tag, insbesondere, wenn man keine Toilette zur Verfügung hat.

Ähnlich durchgreifend wirkt **Cassia fistula,** genauer die Samen des exotischen Baums,

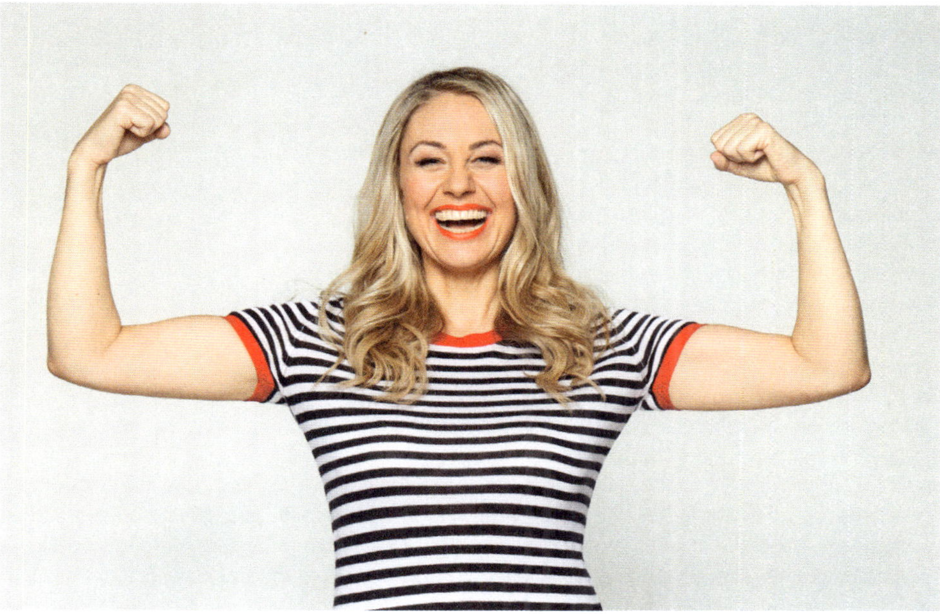

die man bei ausgewählten Naturheilkundeshops bestellen kann. In größeren Mengen genossen, können sie den Darm komplett frei machen. Man kann aber auch nur einige Samen davon lutschen, um so die Verdauung anzuregen. Das Interessante an Naturprodukten ist, dass der Körper auf Geruch und Geschmack sehr sensibel reagiert und somit klar signalisiert, wann Schluss sein soll. Manche finden Cassia fistula tatsächlich richtig widerlich, dann sollte man den »Genuss« auch lassen.

Der **Einlauf** ist natürlich ein traditionelles bewährtes Mittel. Er wirkt übrigens auch bei Durchfall sehr hilfreich, weil dadurch dem ganzen Geschehen ein wenig auf die »Sprünge« geholfen werden kann. Aber nicht jeder hat Lust, sich mit den Regionen zu beschäftigen, wo selten die Sonne hinkommt, geschweige denn sich ein Rohr in den Po zu schieben.

Entgiftungskrisen

Kopfschmerzen, Übelkeit, Verstopfung oder Durchfall – ich nenne das gerne das private Dschungelcamp. Ich liebe diese RTL-Show und freue mich jedes Jahr wie Bolle auf den Zusammenschnitt von Tag 3, wenn die

Gehirne der Trash-Promis fernab von Alkohol, Koffein, Zucker und vielleicht auch der ein oder anderen illegalen lustigen Substanz Kirmes feiern. Das ist ein völlig normaler Vorgang und je nach Beschaffenheit der Ausleitungsorgane wird der Körper auch gut damit fertig. Natürlich kann Abhilfe geschaffen werden, indem man die **Trinkmenge** an stillem Wasser erhöht, um den Abtransport der gelösten Giftstoffe zu erleichtern. Zusätzlich hilft eine hochwertige **Mineralerde.** Bentonit, Zeolith und Co. binden alles und sorgen dafür, dass es besser aus dem Körper herausbefördert werden kann. Man bekommt sie in der Apotheke oder übers Internet. Sollten Sie Medikamente einnehmen, achten Sie auf einen Abstand von mindestens 1 Stunde, wenn möglich sogar 2 Stunden.

Alternativ dazu greifen Sie zu grüner oder weißer **Heilerde** aus Apotheke, Bioladen oder Reformhaus. Heilerde bindet Gifte und versorgt, wie Bentonit und Zeolith, gleichzeitig mit Mineralien. Im Gegensatz zur Mineralerde muss kein großer Abstand zu einer eventuellen Medikamenteneinnahme eingehalten werden.

Reduzieren Sie Ihre Einnahme von **Gerstengras** oder **Mineralien,** da diese möglicherweise zu viel auf einmal gelöst haben.

Durchfall ist eine kluge, wenn auch unangenehme Reaktion unseres Körpers. Da wir etwas loswerden müssen, macht es keinen Sinn, die Peristaltik mit einem Blocker zu

»Entgiftungskrisen sind mein privates Dschungelcamp.«

bekämpfen. Bentonit bindet die Gifte und das überschüssige Wasser. Ich empfehle, langsam mit zwei Kapseln und einem großen Glas Wasser zu beginnen und bei Bedarf nach und nach auf maximal 3 × 4 Kapseln täglich zu steigern. Wer länger als drei Tage am Stück Durchfall hat, sollte zum Arzt gehen.

Einläufe gegen Entgiftungskrisen. Ich wiederhole mich, ja. Aber ich frage mich manchmal, wieso es vielen Leuten leichter fällt, sich den Kot ihres Hundes genau anzuschauen, als das eigene Geschäft eines Blickes zu würdigen. 80 % unseres Immunsystems sitzen nun mal im Darm, und wenn der nicht mehr funktioniert, wird es nicht nur untenrum ziemlich dunkel. Nichtsdestotrotz, wenn Sie sich alleine schon bei dem Gedanken unwohl fühlen, lassen Sie lieber die Finger davon. Alle anderen tasten sich langsam mit einer geringen Menge an Flüssigkeit heran.

Unterstützen Sie Ihre Leber mit einem **Leberwickel.** Dafür einfach ein feuchtes Tuch auf die Leber legen. Natürlich von außen, versteht sich aber sicher von selbst. Eine Wärmflasche mit heißem Wasser darauf platzieren, mit einem Bademantelgürtel oder Ähnlichem befestigen.

Apropos Krise: Da sich viele Gifte lösen, kann es nicht nur anfangs zu Blähungen, sondern auch zu unangenehmem **Mundgeruch** kommen. Dagegen hilft es, ab und zu Fenchel- oder Anissamen zu kauen. Es ist eine gute Alternative zu ungesunden, mit Süßstoff oder Zucker versetzten Kaugummis.

Heißhunger

Heißhunger kann viele Ursachen haben, daher gibt es auch unterschiedliche Methoden, mit dem Thema umzugehen.

Hat man Lust auf Schokolade, zeugt das nicht nur von gutem Geschmack, sondern kann durchaus ein Zeichen für **Magnesiummangel** sein, denn in Kakaobohnen ist dieser Mineralstoff enthalten. Stress oder Ausdauersport sind wahre Magnesiumfresser. Mein Rezept: Kakao aus Mandelmilch, ungesüßtem Kakaopulver und einer pürierten Dattel. Diese Mischung versorgt zusätzlich mit wertvollem **Vitamin B,** welches die Nerven und den Süßhunger beruhigen kann. Bei Wadenkrämpfen, Zuckungen am Augenlid oder angespannter Stimmung sollte man sich bezüglich eines Nahrungsergänzungsmittels beraten lassen.

Auch **Schüsslersalze** können bei Magnesiummangel helfen. Es gibt sie auch laktosefrei, als Globuli. Besonders beliebt ist hier die »Heiße Sieben«. Dafür verrührt man zehn Tabletten/Globuli des Schüsslersalzes Nr. 7, Magnesium phosphoricum, in 200 ml gekochtes, etwas heruntergekühltes Wasser und trinkt es dann langsam und in kleinen Schlucken. Bitte achten Sie darauf, das Wasser nicht mit einem Metalllöffel umzurühren und die Flüssigkeit vor dem Herunterschlucken etwas im Mund zu behalten, da die Wirkstoffe über die Schleimhaut aufgenommen werden.

Heißhunger auf Süßes und Fastfood können ein Zeichen für Pilze im Körper sein. **Pilze und Parasiten** LIEBEN Zucker und produzieren im Darm Fäulnis und Gase. Deshalb verlangen sie auch ständig danach und man is(s)t wie fremdgesteuert. Um sie loszuwerden, verzichten Sie während des Detoxens komplett auf Zucker, inklusive Obst und kombinieren das Fastenprogramm mit einer Darmsanierung. Antibiotika sind nur eine vermeintlich schnelle »Lösung«, da sie auch die guten Darmbakterien abtöten.

Mandeln sind nicht nur reich an Magnesium und Vitaminen, sie liefern auch Futter für unsere guten Darmbakterien. Außerdem regulieren Mandeln den Blutzuckerspiegel, können Insulinresistenz verringern und helfen, trotz relativ hoher Kalorienwerte, beim Abnehmen, wenn man nicht mehr als 60 g über den Tag verteilt zu sich nimmt. Ebenso effektiv sind Erdmandeln. Hierzulande leider nicht ganz so bekannt, obwohl sie bereits seit Jahrhunderten in Spanien angebaut werden und dort beliebt sind. Ich empfehle, ungeschälte Erdmandeln in Rohkostqualität zu probieren. Sehr lecker!

Bitterstoffe erziehen das Gehirn um. Sie liefern wertvolle Mineral- und sekundäre Pflanzenstoffe und regen die Verdauungssäfte an. Leider wurde für den konventionellen Pflanzenanbau inzwischen nahezu alles Bittere weggezüchtet. Daher sollte man sowieso so viele Kräuter wie möglich in seine Mahlzeiten integrieren – lieber bund- statt blättchenweise. Und Bittertropfen zur Hand haben. Sobald die Lust auf Süßes aufkommt, 5–10 Tropfen auf der Zunge zergehen lassen. Nach ein paar Tagen hat man sich daran gewöhnt. Bittertropfen gibt es in gut sortieren Bioläden, im Reformhaus oder in der Apotheke. Wer auf Alkohol komplett verzichten muss, kann dort auch Tropfen ohne Alkohol oder Bitterkräuter als Pulver kaufen.

Entspannung: Stress kann für Heißhunger verantwortlich sein. Unser Körper schüttet bei Stress spezielle Hormone aus. Diese

»Bei einer ballaststoffreichen Ernährung gelangt nicht zu viel Insulin auf einmal ins Blut, und wir bleiben länger satt.«

setzen Energie frei, die uns Kraft gibt, zu flüchten. Heute müssen wir selten um unser Leben bangen, dafür ist unser Stress chronisch präsent. Ein guter Ausgleich dafür ist Meditation, moderater Sport, also leichtes Joggen, Yoga oder Pilates, Tanzen gehen oder mit dem Liebsten oder dem Hund oder beiden eine Runde im Park spazieren.

Ballaststoffe: Ist zu viel Zucker auf einmal vorhanden, weil wir nur Weißmehlprodukte und Zuckerzeug essen, schüttet unsere Bauchspeicheldrüse sehr viel Insulin auf einmal aus. Insulin ist lebensnotwenig, denn dieses Hormon sorgt dafür, dass die Glukose in unsere Zellen gelangt. Insulin verhindert jedoch gleichzeitig die Fettverbrennung und steigert den Appetit. Bei einer ballaststoffreichen Ernährung mit Gemüse und Vollkornprodukten gelangt nicht zu viel Insulin auf einmal ins Blut, und wir verspüren länger ein Sättigungsgefühl.

Schlafen hilft, schlank zu bleiben. Mal abgesehen davon, dass man während des Schlafens nicht futtern kann, hat man herausgefunden, dass Menschen mit Schlafstörungen oder Frühschicht öfter zu Übergewicht neigen. Dafür verantwortlich sind unter anderem die Hormone Leptin und Ghrelin, welche Sättigungsgefühl und Appetit steuern. Sie lenken die Kommunikation zwischen Magen und Gehirn. Bei Kurzschläfern soll die Konzentration von Ghrelin deutlich höher sein als bei Lang- und Tiefschläfern.

Noch banaler als Schlafen, aber durchaus wirksam ist es, bei Heißhunger einfach mal ein Glas **Wasser** zu trinken. Oft ist es nämlich gar nicht der Hunger, den wir da spüren, sondern der Durst. Außerdem lohnt es sich, bei süßen Gelüsten eine halbe Stunde zu warten, bevor man zum Naschzeug greift. Oft verfliegt die Lust darauf von alleine, weil man sie schlicht und ergreifend vergisst.

Und zu guter Letzt noch ein Klassiker der Ernährungsberatung für alle, die gerne mal abends vor dem Fernseher eine Tüte Chips wegfuttern: **Zähneputzen.** Die Minze in der Zahnpasta reduziert den Appetit, und wer sich schon die Beißerchen poliert hat, gibt damit außerdem das Signal, dass Schluss ist mit Naschen, und greift auch nicht mehr so schnell in die Chipstüte.

UNTERSTÜTZENDE GANZHEITLICHE MASSNAHMEN

Hier sind nochmal sämtliche Hilfsmittel, mit denen Sie Ihre Entgiftung ankurbeln können, im Überblick. Natürlich sollen Sie nicht alles auf einmal ausprobieren. Suchen Sie sich zwei, drei Sachen aus, die Ihnen zusagen.

Kontraproduktiv sind Genussgifte wie Koffein, Nikotin, Alkohol sowie Zucker, industriell verarbeitete Lebensmittel und tierisches Eiweiß. Stress zu erkennen und wenn möglich zu vermeiden, löst viele Blockaden.

BRAUCHE ICH NAHRUNGSERGÄNZUNGSMITTEL?

Die Antwort lautet jein! Natürliche Lebensmittel sind komplex und enthalten bis zu 100 unterschiedliche Wirkstoffe. Deswegen macht es keinen Sinn, eine auf gut Glück zusammengestellte Palette an Nahrungsergänzungsmitteln einer ausgewogenen Ernährung vorzuziehen. Da viele Mineralstoffe und Vitamine mit anderen wechselwirken, kann das auch das Gegenteil bewirken. Herrscht ein nachgewiesener Mangel, aufgrund eines Stoffwechselproblems, von Medikamenteneinnahme oder durch besonders viel Stress, machen manche Pülverchen und Kapseln durchaus Sinn. Jedoch sollte die Dosis immer den aktuellen Blutwerten angepasst und auf die Einnahmezeiten geachtet werden, damit der gewünschte Effekt eintritt. Lassen Sie sich dazu von Ihrem Arzt oder Therapeuten beraten.

Je weniger es industriell verarbeitet wurde, desto gehaltvoller ist ein Lebensmittel. Temperatur, Licht und Sauerstoff reduzieren zusätzlich die Konzentration der Mikronährstoffe. Je abwechslungsreicher und naturbelassener Sie sich ernähren, desto besser decken Sie Ihren Bedarf.

Trinken Sie direkt nach dem Aufstehen ein **großes Glas lauwarmes Wasser.** Diese Menge an Flüssigkeit gleicht nicht nur den Flüssigkeitshaushalt, der über Nacht auf dem Trockenen lag, aus, sondern bringt die Verdauung nochmal ordentlich in Schwung. Reichern Sie Ihr Wasser nach Belieben an:

- 1 TL Bittersalz, gut aufgelöst, liefert schnell Magnesium und fördert den Entgiftungsvorgang. Dieser Zusatz ist für Leute, die morgens Medikamente einnehmen müssen, nicht geeignet, da Magnesium entgiftend wirkt und eventuell so die Wirkung der Medikamente beeinflussen könnte.
- 1 TL Sole wirkt ausgleichend. Diese gesättigte Steinsalzlösung liefert eine wunderbare Mischung an unterschiedlichsten Mineralstoffen und gibt herrlich Energie, ohne zu stark aufzuputschen. Das Rezept dafür finden Sie auf Seite 103. Sie können dem Getränk noch ein paar Bittertropfen hinzugeben, wenn Sie zu Verstopfung neigen. Die Bittertropfen lassen die Verdauungssäfte fließen und helfen, die Peristaltik anzuregen.
- 1 EL Apfelessig: Auch, wenn er sehr sauer schmeckt, Apfelessig liefert viele Mineralstoffe und ist basisch. Er regt ebenfalls den Stoffwechsel an und hemmt die Lust auf Süßes.
- 1 TL Zitronensaft hat eine ähnliche Wirkung wie Apfelessig, denn auch hier ist sauer richtig basisch! Zitrone liefert Citrate, die schädliche Säuren im Körper binden können und somit prima beim Fasten helfen. Außerdem erhöht das Vitamin C aus der frischen

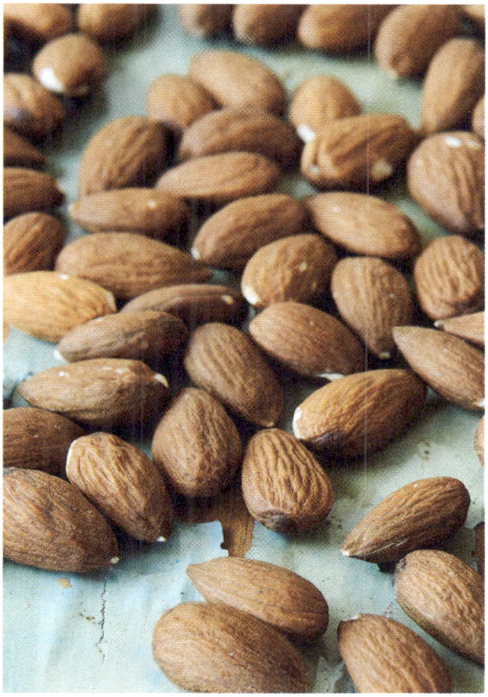

Zitrone die Aufnahmefähigkeit für Eisen in unserem Körper. Das ist gerade für Frauen, die leicht mal an Eisenmangel und damit verbundener Müdigkeit leiden, sehr hilfreich.

Ein gutes **Basenpulver, Gerstengras, Chlorella oder Spirulina** helfen dabei, die Mineralstoffvorräte wieder aufzufüllen. Immer mit ausreichend Abstand zu den Mahlzeiten, also 30–60 Minuten davor oder zwei Stunden danach, einnehmen, da die Magensäure neutralisiert wird. Gerstengras, Chlorella und Spirulina wirken aufgrund des Chlorophylls blutreinigend und blutbildend. Gerstengras liefert ein breites umfassendes Spektrum an Mineralstoffen und kann mithilfe seines Enzyms SOD Schäden in der Darmschleimhaut reparieren. Gerstengras ist glutenfrei, da das sogenannte Klebereiweiß nur im Korn enthalten ist. Wer Heuschnupfen hat, also auf Gräser allergisch ist, sollte aber damit vorsichtig sein.

Chlorella und **Spirulina** sind Mikroalgen, die in der Lage sein sollen, Giftstoffe zu binden, damit sie besser ausgeschieden werden können. Kaufen Sie nur 100 %ige Naturprodukte ohne Schadstoffbelastung. Chlorella hat eine stärkere Entgiftungsfähigkeit, Spirulina kann vom Darm besser aufgenommen werden und liefert somit mehr Nährstoffe. Diese können aber auch über ein hochwertiges **Basenpulver** gewährleistet werden. Schnell wirksam sind Citrate, also organische Verbindungen von Mineralstoffen, die aber auch umso schneller wieder ausgeschieden werden können.

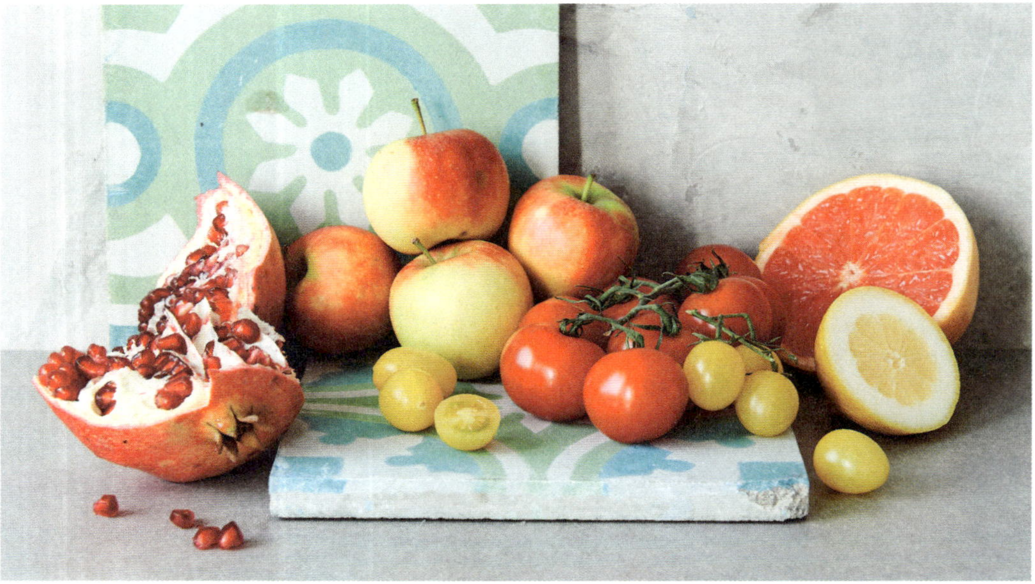

So ein Präparat ist also eher was für Sportler, die eine umgehende Versorgung brauchen. Langfristig machen eher die anorganischen Verbindungen Sinn.

Grapefruitkernextrakt sorgt für ein besseres Milieu der Darmflora. Diese Tropfen, am besten kaufen Sie ein Kombipräparat mit Vitamin C, bekommt man im Bioladen oder in der Apotheke und im Reformhaus. Grapefruitkernextrakt ist dafür bekannt, Bakterien und Pilze abzutöten. Da diese vom Körper abtransportiert werden müssen, ist es ratsam, die Dosis langsam zu steigern. Beginnen Sie mit einem Tropfen täglich und steigern je nach Befindlichkeit auf bis zu 30 Tropfen täglich.

Kurkuma bzw. das darin enthaltene Curcumin in Kombination mit schwarzem Pfeffer, um die Wirkung zu verstärken, hilft gegen Zellschäden, Bakterien und stärkt die Abwehr – genauso wie die Allzweckwurzel **Ingwer.** Beide sind miteinander verwandt und lassen sich prima als Gewürz oder als Tee in die Ernährung integrieren. Deshalb finden Sie diese auch in meinen Rezepten häufig wieder.

Ölziehen hilft, über Nacht abgebaute Gifte über die Mundschleimhaut abzugeben. Vor dem Zähneputzen 1 EL Kokosöl in den Mund nehmen, zerkauen und immer wieder durch den Mund »ziehen«. Am besten macht man das, während man unter der Dusche steht, das spart Zeit. Dann alles ausspucken und Zähne putzen.

Ideal sind **drei Hauptmahlzeiten pro Tag,** dazwischen sollten 4–5 Stunden Pause eingehalten werden, damit Blutzucker, Insulin und viele Stoffwechselvorgänge im Körper reguliert werden können.

» Chlorella und Spirulina sollen in der Lage sein, Giftstoffe zu binden. «

Keine Rohkost mehr nach 14 Uhr, bei einem empfindlichen Verdauungssystem sollte ganz darauf verzichtet werden. Ideal ist **gedämpftes oder kurzgebratenes Gemüse.** Das darf durchaus noch knackig sein.

Essen Sie so einfach wie möglich. Denn umgekehrt, je unterschiedlicher die Komponenten, desto länger verweilt die Nahrung im Verdauungstrakt. Dies kann zu unangenehmem Verdauungskarneval führen.

Jeden Bissen **gut kauen.** Starten Sie mit 20-mal Kauen pro Bissen und steigern sich auf 60-mal. Das unterstützt die Verdauungsleistung und die Aufnahme der Nährstoffe. Prima üben lässt sich das zum Beispiel mit einer Karotte, die man so klein wie möglich zerkaut.

Viel reines **stilles Wasser** zu trinken, hilft dem Abtransport der gelösten Gifte. Pro Kilogramm Körpergewicht rechnet man etwa 30 ml Wasser. Macht bei 65 kg rund 2 Liter. Trinkfaulen hilft es, immer eine Flasche Wasser bei sich zu haben und diese am Arbeitsplatz sichtbar zu positionieren. Wasser mit Kohlensäure ist allerdings kontraproduktiv.

Zusätzlich 1 Liter **Kräutertee** pro Tag hilft dem Körpersystem beim Entgiften.

Moderate tägliche Bewegung kurbelt die Lymphe an, damit auch das Bindegewebe gereinigt und die Bandscheiben versorgt werden können, denn sie verfügen nicht über einen eigenen Antrieb. Ohne Bewegung findet dort kein Lymphfluss statt.

Waldspaziergänge und das **Baden** in naturbelassenen Seen helfen, den Körper wieder in Einklang zu bringen.

Basenbäder, Massagebürsten und Basenstrümpfe bekommen Sie inzwischen in vielen Apotheken, Reformhäusern, Bioläden oder im Internet zu kaufen. Die günstigste Variante ist das Kaiser-Natron aus dem Supermarkt. Alternativ dazu können Sie auch ein Bad in der Sole, die ich Ihnen bereits ans Herz gelegt habe (s. S. 103), genießen. Hier werden Sie mit einem breiteren Spektrum an Mineralien versorgt. Unsere Haut ist ebenfalls ein Stoffwechselorgan, über das wir entgiften und Unliebsames loswerden können. Besitzen Sie keine Wanne, können Sie genauso gut ein

»Schlaf! Unser Immunsystem regeneriert in den Tiefschlafphasen.«

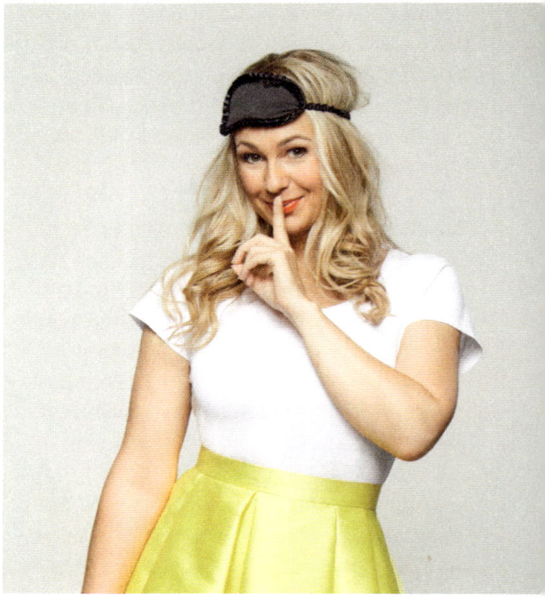

basisches Fußbad genießen. In der ganzheitlichen Medizin spricht man davon, dass sich an den Fußsohlen die »dritte Niere« befindet und somit auch hier einiges ausgeschieden werden kann. Stellen Sie sich eine Thermoskanne oder den Wasserkocher gefüllt mit heißem Wasser neben die Fußwanne, sodass Sie immer wieder nachgießen und somit die Badezeit verlängern können. Mindestens eine halbe Stunde, besser sogar 60 Minuten, haben einen tollen Entspannungseffekt. Wer mag, kann über Nacht, wenn der Körper entgiftet und regeneriert, die Vorgänge durch Basenstrümpfe unterstützen. Dazu die Strümpfe in Solewasser tauchen und ein weiteres Paar Socken darüberziehen.

Saunagänge regen den Stoffwechsel an. Besonders effektiv sind Dampfsaunen, Bio- oder Infrarotsaunen, da sie die Wärme gleichmäßiger und sanfter verteilen. Wer aber die finnische Sauna vorzieht, macht trotzdem nichts falsch, schließlich steht der Wohlfühlfaktor im Vordergrund.

Bei Hautproblemen hilft es, auf eine **basische Hautpflege** umzusteigen, die dem pH-Wert der Haut entgegenkommt. Diese gibt es online zu kaufen oder in Reformhäusern.

Um gelöste Gifte besser abtransportieren zu können, hilft die Einnahme einer hochwertigen **Mineralerde** oder **Heilerde.** Mehr dazu erfahren Sie unter »Erste Hilfe« (s. S. 174).

Bauchmassagen regen die Verdauung an: Je nachdem, ob Sie Links- oder Rechtshänder sind, legen Sie Ihre »Nutzhand« auf den Bauchnabel und beginnen, im Uhrzeigersinn Kreise zu ziehen. Verändern Sie den Druck, spüren in sich hinein, was Ihnen gut tut. Atmen Sie währenddessen tief in Ihren Bauch hinein. Das tiefe **Atmen** unterstützt Ihre Lunge beim Ausscheiden von Gasen. Im Idealfall nehmen Sie sich 15 Minuten Zeit für die Massage.

Schlaf! Unser Immunsystem regeneriert in den Tiefschlafphasen. Unser System fängt freie Radikale, die uns krank machen und altern lassen, und baut Giftstoffe ab. Auch unser Gehirn kann seine Gliazellen, die nahezu an allen Funktionen des zentralen Nervensystems beteiligt sind, fast ausschließlich nur während des Schlafens »entschlacken«. Achten Sie deshalb unbedingt auf eine gute Schlafqualität, indem Sie abends nicht zu spät und zu schwer essen, den Fernseher aus dem Schlafzimmer verbannen, spätestens eine Stunde vor dem Zubettgehen jegliche Quelle an blauem Techniklicht vermeiden, also keinen PC, kein Handy und Ähnliches nutzen. Machen Sie es sich stattdessen vor dem Schlafen richtig gemütlich.

UND JETZT?

Herzlichen Glückwunsch. Sie haben Ihren – wahrscheinlich – ersten Detox erfolgreich überlebt, strotzen vor Energie und wollen im schlimmsten Fall jetzt sogar die Welt retten. Nie wieder Zucker, Alkohol und Zigaretten, statt Stress gibt es ab sofort 24/7 ein »Oooohm«. Sollten Sie sich tatsächlich gerade in dieser wunderbaren Blase der Surrealität befinden, herzlichen Glückwunsch! Sie haben nicht nur komplett entgiftet, sondern sich eventuell beim vorletzten Saunagang auch Ihren Realitätssinn herausgeschwitzt. Wir können nicht jeder Einzelne an einen norwegischen Fjord ziehen und dort dem Einsiedlerdasein frönen, fernab von Umweltgiften, Zucker und anderen Stressfaktoren. Mal abgesehen davon, müsste Skandinavien dann irgendwann wegen Überfüllung geschlossen werden. Zu leben ist kein Dauerlauf gegen unser aktuelles System. Mit einem vollkommenen Verzicht würden wir den Problemen zwar aus dem Weg gehen, sie aber nicht lösen. Es gehört zu unserem aktuellen Dasein und der Entwicklung dazu, mit Extremen maßvoll umgehen zu lernen. Mit einem besseren Bauchgefühl wissen Sie selbst, wann Sie zugreifen, ohne das Gefühl zu haben, anderen damit einen Gefallen schuldig zu bleiben.

BLEIBEN SIE SICH TREU!

Abnehmen ist eine der leichtesten Übungen, wenn man es mit dem vergleicht, was danach kommt: Die Rückkehr in die wunderbare Welt der vielfältigen Verführungen. Geben Sie sich die persönliche Freiheit, selbst entscheiden zu dürfen, was Ihnen guttut, bevor ein anderer Ihnen diese Freiheit wieder wegnimmt. Nicht nur eine gesunde Ernährung und regelmäßiger, moderater Sport sind gesund. Unterschätzen Sie nicht die Wirkung einer tollen Freundschaft oder Beziehung auf die mentale und körperliche Gesundheit. Die Kraft der Sonne unterstützt nicht nur die Bildung von Vitamin D, sondern erhöht auch die Stimmungshormone, ähnlich wie eine Umarmung. Stilles Wasser ist essenziell, frische Luft hält

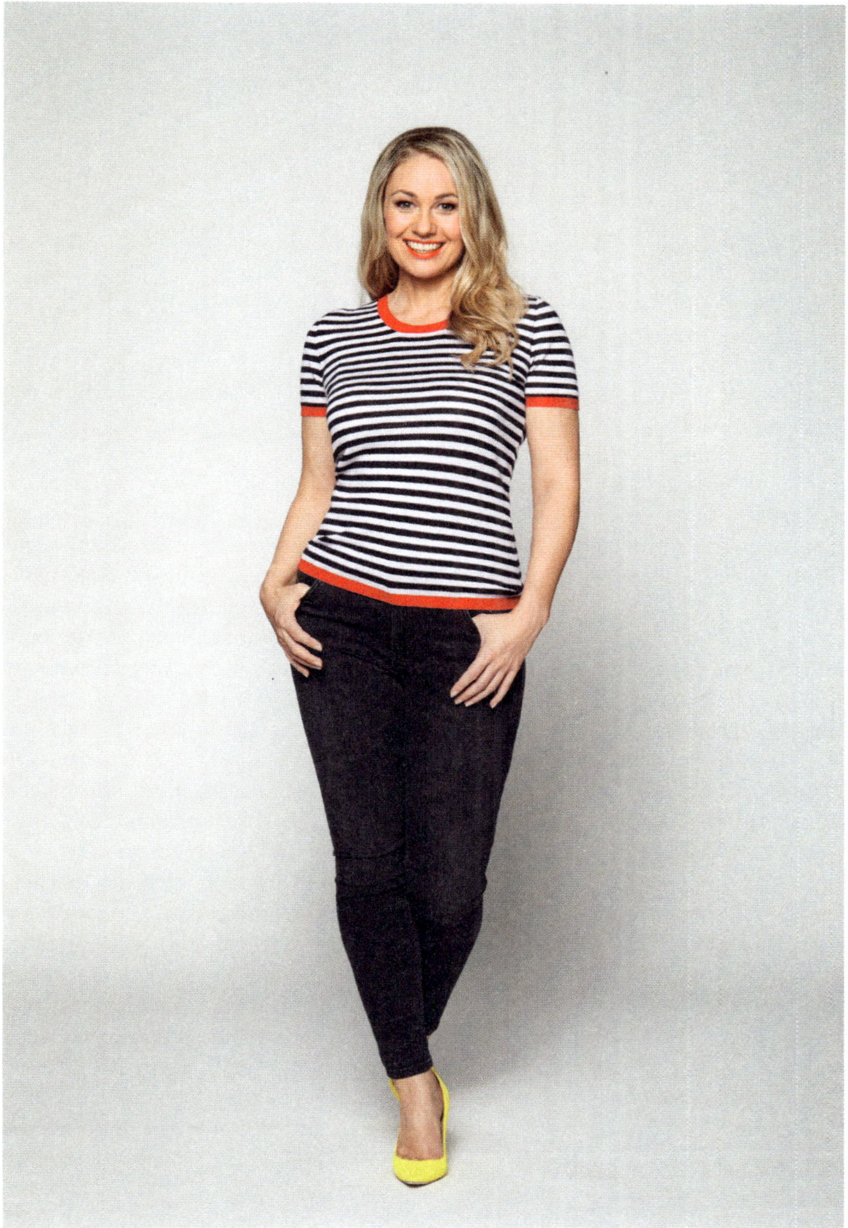

gesund, und eine Ruhepause einzulegen, ist kein Zeichen von Schwäche, sondern sehr klug. Perfektionismus ist was für Feiglinge. Seien Sie neugierig und lernen Sie aus Ihren Fehlern. Ein körperlicher Detox kann Ihr Anker sein. Wenn aber kein Umdenken geschieht, bringt die beste Ernährungsumstellung nichts, wir werden immer wieder in alte Muster verfallen. Nehmen Sie Ihr Bauchgefühl ernst, übertreiben Sie es aber nicht. 80 % der Zeit basenüberschüssig sind vernünftig, und für den Rest der Zeit sperren wir die Vernunft in den Keller und essen Torte.

Bevor Sie sich jetzt wieder voller Elan in den Alltag stürzen, bleiben Sie dabei:

- Der Durchschnittsmensch lebt mit drei Mahlzeiten pro Tag am gesündesten. Es gibt sogar Studien, die belegen, dass Menschen, die dreimal am Tag essen, schlanker bleiben.
- Unsere Hauptmahlzeit sollte aus 50 % Gemüse bestehen, 25 % Eiweißquellen und 25 % eines Stärkelieferanten.
- Selbst kochen, statt Fertiggerichte mit versteckten Zuckern und Fetten konsumieren.
- Je weniger industriell verändert die Nahrung ist, desto gesünder ist sie.
- Bei Catering oder Kantinenessen besser auf dicke Saucen verzichten und sich stattdessen für »ehrliche« Speisen entscheiden, die nicht zu Tode verarbeitet wurden.
- Mandeln oder ein Riegel aus guten, nicht stark verarbeiteten Zutaten gehören immer in die Handtasche, denn das verhindert Heißhunger und den Griff zu Fastfood.
- Kalorienzählen ist Schwachsinn, weil jedes Nahrungsmittel eine andere Nährstoffzusammensetzung hat und somit unabhängig von der Kalorienzahl sättigen kann oder eben noch mehr Heißhunger macht.

»Kalorienzählen ist Schwachsinn!«

Vorsicht Falle! Viele Fitnessfreaks versuchen, ihren Körper mit sogenannten Cheat Days auszutricksen. Diese Belohnungs- bzw. Ladetage sollen insbesondere für Sportler, die während einer Trainings- und Aufbauphase einen sehr strengen Ernährungsplan verfolgen, für Motivation sorgen. Die Idee dahinter ist, an diesem Tag die Kalorienmenge um 50–75 %, vor allem durch Kohlenhydrate, zu steigern. Das heißt, wenn Sie während Ihrer regulären Trainingsdiät täglich 2000 Kilokalorien zu sich nehmen, um weiterhin sportliche Verbesserungen zu erzielen, dürfen es am Cheat Day 3000–3500 Kilokalorien sein. Im Idealfall natürlich vollwertig und nach wie vor ohne kurzkettige Zucker, die den Insulinspiegel hochschnellen lassen.

Leider ist daraus eine Bewegung Tausender selbsternannter Fitness-Blogger, Youtuber und Diät-Prinzessinnen entstanden. Sie laden Videos hoch, in denen sie bis zu 15.000 Kalorien in Form von Zuckerhaltigem und Weißmehl-Produkten binnen 24 Stunden in sich hineinstopfen. (Zum Vergleich: Eine Frau mittlerer Größe benötigt etwa 2000 Kilokalorien pro Tag.) Diese Internetvideos werden von Millionen angeklickt, haben aber mit dem wissenschaftlichen Hintergrund der Cheat Days nichts zu tun.

Essen ist etwas Wunderbares und dient nicht nur der Nahrungsaufnahme, sondern auch dem Genuss und dem gesellschaftlichen Austausch. Ein Glas Wein in guter Gesellschaft bewirkt manchmal mehr als zehn grüne Smoothies alleine auf der Couch. Weil gemeinsam lachen die Seele streichelt.

Weil ein Abend mit guten Freunden und tollen Gesprächen entlastend und gesund sein kann – sein kann, nicht muss. Ich persönlich liebe es, manchmal vollkommen mit mir alleine zu sein, meinen Gedanken nachzuhängen, Löcher in die Luft zu starren oder einfach nur doof zu gucken, ohne dass das jemand bewertet. Genauso sehr genieße ich es aber auch, meine Freunde dicht aneinandergereiht an einer langen Tafel zu bewirten.

Bevor Sie sich erst einmal für eine Zeit lang von diesem Buch verabschieden, wird abgerechnet. Sie erinnern sich an die Tabellen und Bilder, die Sie in meinem Auftrag zu Beginn erstellt haben? Vergleichen Sie jetzt Ihren Ist-Zustand mit der Ausgangsposition vor dem Detox …

Dabei wünsche ich Ihnen ganz viel Freude! Genießen Sie es. Sie haben das klasse gemacht! Und wenn Sie wieder einmal das Gefühl haben, dass Ihr Körper oder der Geist aus dem Gleichgewicht geraten ist, greifen Sie einfach wieder zu diesem Buch und fasten erneut. Bis dahin: Bleiben Sie gesund!

Alles Liebe

Ihre Ruth Moschner

SACHREGISTER

REZEPTE

Die mit 1+ gekennzeichneten Rezepte können mit Beginn des Detox gegessen oder getrunken werden, die mit 8+ gekennzeichneten Rezepte nach einer Woche.

Danke!

Ein Buch entsteht natürlich in erster Linie im Kopf der einsam am Schreibtisch vor sich hintippenden Autorin, aber bis zur Realisation sind natürlich noch wesentlich mehr Menschen als nur ich alleine beteiligt. Daher möchte ich meinen Ausbilderinnen und Studienkolleginnen der Akademie der Naturheilkunde für die tolle Motivation danken. Gerade als TV-Tussi bedeutet es mir unglaublich viel, auch als Beraterin auf Augenhöhe ernst genommen und um Rat und Meinung gefragt zu werden. Ein besonders inniges Danke geht an Sylvia Reuber für die fachliche Unterstützung in Sachen körperliche Biochemie und Coachingtechniken sowie an Dr. Michael Feld und Dr. Tanja Ensrud.

Danke für die Geduld und das Verständnis, liebe Monika Schlitzer. Manchmal muss man eben ein anderes Projekt absagen, damit das Richtige Platz hat. Danke an Maria Brinkop, Claudia Lenz, Anne Heinel und Jessica Kleppel für den tollen Austausch, das Verständnis und die Toleranz meines Wahnsinns.

Danke an Bernd Jaworek, Birgit Dannenberg und Anja Ruprecht – ihr habt mal wieder ganze Arbeit geleistet, aus der Fröhlichkeit auch eine Hübschheit zu machen. Und natürlich danke an Shilan Maroofi, die unermüdliche und fleißige Biene, die den Laden wunderbar zusammenhält.

QUELLENANGABEN

Da ich seit Jahrzehnten so gut wie alles Greifbare und Gedruckte in Sachen Ernährung und Gesundheit inhaliere, ist es natürlich schwer nachzuvollziehen, woher welche Behauptungen nun stammen. Vieles stammt natürlich aus meiner Ausbildung, aus persönlichen Erfahrungen als Beraterin von Menschen, aber natürlich auch aus guten Büchern. Bücher, welche ich sehr gerne weiterempfehle, sind folgende:

Autoimmunerkrankungen erfolgreich behandeln, Dr. Susan Blum
China Study, T. Colin Campbell, Thomas M. Campbell
Die Entschlüsselung des Alterns – Der Telomer-Effekt, Prof. Dr. Elisabeth Blackburn, Prof. Dr. Elissa Epel
Heilen mit der Kraft der Natur, Prof. Dr. Andreas Michalsen

Auch interessant und im Bewegtbild: der Film **What the health.**

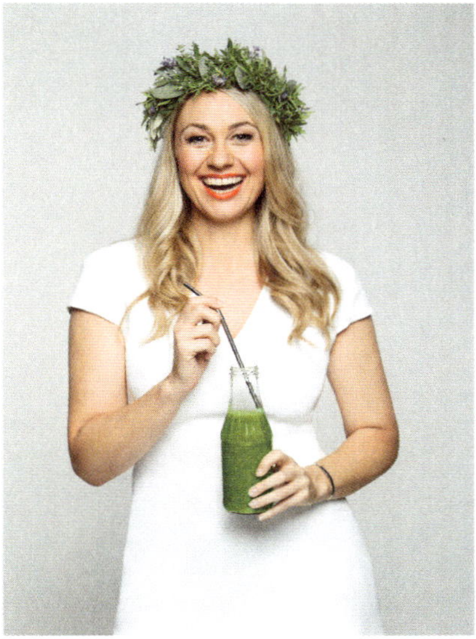

Ruth Moschner

Moderatorin, Autorin, Fachberaterin für ganzheitliche Ernährung und Gesundheit – Ruth Moschner ist äußerst vielseitig. Im Jahr 2000 übernahm sie die Co-Moderation der News-Satireshow *Freitag Nacht News* (RTL) und wurde dadurch einem breiten Publikum bekannt. Daraufhin folgten unter anderem *Big Brother* (RTL2), *DatingDay* (Pro7), *NDR Comedy Contest* mit Karl Dall, *Schlagerrad* (HR), *Die Ärzte* (ZDF), *Semperopernball* oder *Die goldene Henne* (beides MDR). Von 2010 bis 2013 moderierte sie die MDR-Talkshow *Riverboat*. Von 2013 bis 2014 war sie Jurorin der VOX-Sendung *Die Tortenschlacht*. Von 2013 bis 2017 präsentierte Ruth Moschner die erfolgreiche Kochshow *Grill den Henssler* (VOX). Die Show wurde 2015 mit dem BAMBI in der Kategorie »Beste Unterhaltungsshow« ausgezeichnet. 2015 moderierte die Wahl-Berlinerin außerdem *Ewige Helden* bei VOX. 2017 präsentierte sie zudem noch die SAT.1-Show *So tickt der Mensch*, das RTL-Datingformat *Falscher Hase* und war Jurorin in der RTL-Show *Dance Dance Dance*.

Seit 2017 moderiert Ruth Moschner die VOX-Kochshow *Grill den Profi*. Neben ihren zahlreichen TV-Sendungen ist Ruth außerdem als Autorin diverser Bücher (u. a. *Die Schoko-Diät*) und Kolumnen tätig, hat eine Ausbildung als Fachberaterin für ganzheitliche Ernährung und Gesundheit abgeschlossen und erfreut Fans gesunder Ernährung mit tollen Rezepten auf ihrem Blog einhornfutter.de.

IMPRESSUM

Penguin Random House

2. Auflage 2019

Rezepte und Texte Ruth Moschner

Peoplefotografie Bernd Jaworek
Maske Birgit Dannenberg
Styling Anja Ruprecht

Foodfotografie Maria Brinkop
Foodstyling Fotobrinks Kitchencrew

Coverfoto Bernd Jaworek
Covergestaltung Sophie Schiela
Innengestaltung, Typografie, Realisation Veronika Schmidt
Lektorat Claudia Lenz

Für den DK Verlag:
Programmleitung Monika Schlitzer
Redaktionsleitung Anne Heinel
Projektbetreuung Jessica Kleppel, Anne Heinel
Herstellungsleitung Dorothee Whittaker
Herstellungskoordination Ksenia Lebedeva
Herstellung Sophie Schiela

ISBN 978-3-8310-3759-9

Repro Farbsatz, Neuried/München
Druck und Bindung L.E.G.O. S.p.A., Italien

FSC www.fsc.org
MIX
Papier aus verantwortungsvollen Quellen
FSC® C023419

www.dorlingkindersley.de

Hinweis
Die Informationen und Ratschläge in diesem Buch sind von der Autorin und vom Verlag sorgfältig erwogen und geprüft, dennoch kann eine Garantie nicht übernommen werden.
Eine Haftung der Autorin bzw. des Verlags und seiner Beauftragten für Personen-, Sach- und Vermögensschäden ist ausgeschlossen.

Soweit nicht anders angegeben, beziehen sich die Temperaturangaben für den Ofen auf Ober- und Unterhitze. Bei Umluft verringert sich die Temperatur um etwa 20 °C. Beachten Sie hierzu gegebenenfalls auch die Angaben des Herstellers.